临床肿瘤学实践

王广春 闫朝光 崔 涛 高春民 于 亮 著

汕頭大學出版社

图书在版编目(CIP)数据

临床肿瘤学实践／王广春等著. -- 汕头：汕头大
学出版社，2024. 6. -- ISBN 978-7-5658-5321-0

Ⅰ. R73

中国国家版本馆 CIP 数据核字第 2024BW5195 号

临床肿瘤学实践

LINCHUANG ZHONGLIUXUE SHIJIAN

作　　者：王广春　闫朝光　崔　涛　高春民　于　亮
责任编辑：郑舜钦
责任技编：黄东生
封面设计：钟晓图
出版发行：汕头大学出版社
　　　　　广东省汕头市大学路 243 号汕头大学校园内　邮政编码：515063
电　　话：0754-82904613
印　　刷：廊坊市海涛印刷有限公司
开　　本：710 mm×1000 mm　1/16
印　　张：9.25
字　　数：200 千字
版　　次：2024 年 6 月第 1 版
印　　次：2024 年 7 月第 1 次印刷
定　　价：108.00 元

ISBN 978-7-5658-5321-0

《临床肿瘤学实践》编委会

前　言

　　肿瘤是指机体在各种致病因素作用下，局部组织的细胞在基因水平上失去对其生长的正常调控，导致细胞异常增殖而形成的病变。按生物学特性及对身体的危害程度分三大类型：良性肿瘤、恶性肿瘤以及介于良性和恶性之间的交界性肿瘤。恶性肿瘤根据其组织来源可分为两类："癌"，即上皮组织来源的恶性肿瘤，以血运转移为主；"肉瘤"则是来源于间叶组织的恶性肿瘤，以淋巴道转移多见。除肿瘤本身的持续生长外，恶性肿瘤还可侵犯邻近正常组织并经血管、淋巴管等转移到其他部位，转移是肿瘤致死的主要原因之一。

　　随着国民经济的发展，人民物质文化、生活水平的日益提高，生活行为方式的改变，大气与环境污染的日趋严重以及人口老龄化、寿命延长等原因，我国人口的死亡率发生着巨大的改变。因此，解除患者痛苦，延长患者生命，是广大肿瘤科医务工作者目前所需要解决的重大问题。本书涵盖了肿瘤发生的预防措施、肿瘤的病理学诊断方法、肿瘤临床放射治疗学、胃癌、原发性肝癌、妇科肿瘤和骨肿，内容全面，知识新颖，科学实用，可作为基层医师、进修医师及专科住院医师必备的参考书之一。

　　在本书编写过程中，参考了很多专家学者的的论文和著作，在此深表感谢，由于时间仓促，书中难免有不足之处，敬请读者批评指正。

作　者

2024 年 2 月

目　录

第一章　肿瘤的预防措施

癌症带来的全球性威胁程度正以惊人的速度变大，癌症导致的死亡已经成为疾病相关死亡的最主要原因。各个国家为了治疗癌症投入了巨大的社会资源，但仅靠治疗人类几乎无法赢得与癌症的抗争。癌症在很大程度上是可以避免的，大约三分之一的癌症可以预防；三分之一的癌症可以通过早期发现、早期诊断和早期治疗获得治愈；对于晚期肿瘤的病人，可以通过不断进步的手术、放疗、药物、营养支持及心理支持等手段减少病人的肿瘤负荷、减轻肿瘤造成的痛苦，提高生活质量，延长病人的生存期。但除了极少数病人之外，目前的医疗水平很难达到治愈癌症的水平。因此，提高预防水平是人类以最低的痛苦代价、最少的生命代价及最少的医疗资源投入来治疗肿瘤的关键。

第一节　肿瘤的三级预防措施

肿瘤的三级预防作为肿瘤流行病学的主要研究和工作内容，分为一级预防即病因学预防，二级预防即发病学预防，设法预防癌症的复发及转移的三级预防。

肿瘤的病因非常复杂，到目前为止，大多数肿瘤的病因还没有被完全揭示。瘤细胞的转变包括启动、促进和发展等多阶段的过程，其中最重要的是从癌前病变进展到恶性肿瘤阶段。人类常暴露于复杂的致癌因素下，这给肿瘤的病因学研究带来巨大的挑战。现在普遍认为绝大多数肿瘤的发生是环境因素和遗传因素相互作用的结果。环境因素主要包括以下 3 种：①化学因素，如石棉、尼古丁、黄曲霉毒素、砷等；②物理因素，如紫外线和离子辐射等；③生物因素，如某些病毒、细菌和寄生虫感染等。肿瘤分布的地理差异、移民流行病学、动物致癌实验以及人类细胞体外恶性转化实验的结果都支持环境因素是大多数肿瘤的病因。通过不使用烟草、健康饮食、加强身体锻炼可根除诱导癌症的感染，可预防约40%的癌症发生。然而同样暴露于特定的环境中，不同的人又体现出明显的个体差异，提示宿主个体因素如遗传特性、年龄、性别、免疫和营养状况等在肿瘤的发生中也起重要作用。随着人类对肿瘤这一顽症认识的不断深化，逐渐意识到预防是抗击肿瘤最有效的武器。

一、一级预防

一级预防即病因预防。目的是预防肿瘤的发生，通过对致癌病因和危险因素的研究，有针对性地采取预防措施来控制及消除致癌因素，对癌症"防患于未然"。针对包括化学、物理、生物等具体致癌、促癌因素和体内外致病条件，采取预防措施，加强环境保护，对饮食习惯、营养、职业危害合理干预，倡导健康的生活方式，减少致癌因素，增进身心健康。

（一）针对肿瘤危险因素的预防

1. 化学因素的控制

（1）消除化学有害物质对环境的污染：研究高效的检测手段和制定环境化学致癌物在空气、水源、土壤等的排放标准，并通过立法加以严格限制。许多化合物和重金属都具有致癌性，如：香烟和汽车尾气中的苯并芘可以引起皮肤癌和肺癌；黄曲霉产生的黄曲霉毒素可能引发肝癌；砷可引起皮肤癌、肺癌和肝癌；目前公认的化学致癌物还有石棉、铬、镍、煤焦油、芥子气、矿物油、二氯甲醚等。我国目前工业生产、交通、生活能源供应等方面排放大量的致癌物质，如汽车尾气中的碳氢化合物约有100多种，其中包括苯并芘、二硝苯芘等很多成分是强致癌物和致突变物。我国的汽车尾气排放标准逐年提高，但目前依然落后于发达国家，尤其是广大农村和经济欠发达地区。全世界由于家用燃煤导致室内空气污染而造成的肺癌死亡病例约占肺癌死亡总数的1.5%，尤其是对于那些从不吸烟的妇女而言，燃煤造成的室内空气污染使她们的肺癌发生风险倍增。工厂排放的废气废水对空气、水源及土壤污染是持久并且难以短时期清除的。污染空气中的可吸入颗粒物的主要组成成分是硫酸盐、硝酸盐、氨、氯化钠、碳、矿物粉尘和水。这些颗粒根据它们的气动直径加以界定，例如 PM10（气动直径小于 10 μm 的颗粒）或 PM25（气动直径小于 2.5 μm），后者更具危险性，因为它们被吸入后可能抵达细支气管壁，并干扰肺内的气体交换。对颗粒的长期暴露可诱发心血管病、呼吸道疾病以及肺癌，并使死亡率提高。有研究认为我国的雾霾污染不仅源于工业化进程中工业污染生成的二次气溶胶颗粒，还源于广大农村土壤、水源严重污染导致以微生物为主的二次气溶胶颗粒，二者的叠加效应导致雾霾的快速形成与扩散。

（2）尽量消除和避免职业危害：在工作环境中，有 40 多种物质对人类有致癌性，如石棉可导致肺癌、恶性间皮瘤；联苯胺可导致膀胱癌；苯可导致白血病；氯甲醚可导致肺癌；砷可导致肺癌、皮肤癌等。这些物质被归类为职业致癌物，若工作期间不可避免接触到以上化学物质，企业应提供有效、全面的防护措施，并为接触人员提供定期的体检。

2. 物理因素的控制

主要包括电离辐射、紫外线辐射、高频电流、微波、物理损伤、噪声等。通过对日本原子弹幸存者的流行病学研究以及对医学和职业辐射暴露群体的研究表明，电离辐射可能诱发白血病和多种实体肿瘤，年轻时遭受暴露带来的风险更高。据估计，因居住地土壤和建筑材料中的氡气暴露导致的肺癌病例占肺癌总数的 3%~14%，仅次于吸烟的危害。家庭中的氡气浓度可以通过改善通风环境和密封地板及墙面得到改善。对放射性医学操作进行恰当规定，规范操作，加强职业保护，改善与升级技术等以降低辐射剂量。紫外线辐射可导致所有主要类型的皮肤癌，如基底细胞癌、鳞状细胞癌和黑色素瘤等。避免过度暴露，使用防晒霜和保护性服装都是有效的预防性措施。基于紫外线发射型肤色仪器与皮肤和眼黑素瘤之间的相关性研究，此类设备现在也被列为对人类致癌类设备。

3. 生物因素的控制

病毒、细菌及寄生虫的感染导致癌症死亡在发展中国家占近 22%，而发达国家则占 6%。乙型肝炎病毒（HBV）和丙型肝炎病毒（HCV）感染可以引发肝癌；人乳头状瘤病毒（HPV）感染导致宫颈癌；幽门螺杆菌会增加患胃癌的风险。一些地区血吸虫等寄生虫感染增加患膀胱癌的风险，肝吸虫会增加胆管癌的风险。通过切断传播途径、疫苗接种及感染的根治性治疗等手段，可以有效预防以上感染所致的肿瘤。我国是肝癌高发地区，HBV 的感染率达 60%，携带率大于 10%。HBV 感染是造成慢性肝炎、肝硬化及肝癌的主要原因。我国肝癌病人中 80%~90% 有乙型肝炎病史，控制 HBV 感染的主要途径是切断母婴传播，保证输血安全及新生儿乙肝疫苗接种等措施，国家已经将乙肝病毒疫苗接种纳入儿童计划免疫，并有专项资金保障。分餐制避免交叉感染并保证有效的抗幽门螺杆菌治疗，被证实可预防胃癌及胃黏膜相关淋巴瘤的发生和发展。宫颈癌是全世界妇女的常见恶性肿瘤之一，每年确诊的新发病例超过 50 万例。

（二）选择健康的生活方式

1. 控制吸烟

研究表明，吸烟是多种肿瘤发生的危险因素，包括肺癌、食管癌、口腔癌、咽喉癌、肾癌、膀胱癌、胰腺癌、胃癌和宫颈癌等。大约 70% 的肺癌由吸烟引起，二手烟也被证明能够使不吸烟者罹患肺癌。无烟烟草包括口用烟草、嚼烟或鼻烟与口腔癌、食管癌和胰腺癌等密切相关。烟草使用是全世界癌症死亡的最大可避免风险因素，因此控烟成为世界和我国癌症预防与控制的主要策略。控制吸烟可减少大约 80% 以上的肺癌和 30% 的总癌症死亡，其有效性已被广泛的实践和循证医学所验证。此外控烟可减少慢性肺病、脑卒中、缺血性心脏病和肺结核等疾病的发生和发展。

2. 节制饮酒

酒精是一种辅助致癌物，大量饮酒是导致包括口腔癌、咽癌、喉癌、食管癌、肝癌、结肠直肠癌和乳腺癌在内的多种肿瘤的风险因素。罹患肿瘤的风险随着酒精摄入量的增加而增加，如果在大量饮酒的同时还大量吸烟，罹患多种肿瘤的风险会进一步提高。与酒精相关的口腔癌、口咽癌、食管癌和肝癌在男性和女性群体中有所不同，其主要原因是平均摄入水平的差异。通过控制每日饮酒量和饮用低度酒等方式，可以预防相关肿瘤的发生。对于常规饮酒人群，世界癌症基金会建议男性每日饮酒量应不超过相当于 20～30g 乙醇含量，女性则应低于 10～15g 乙醇含量。

3. 合理膳食

缺乏运动、不良饮食习惯、超重和肥胖与多种类型的癌症相关，如食管癌、结肠直肠癌、乳腺癌、子宫内膜癌和肾癌。定期锻炼身体、保持健康体重加上健康饮食是控制癌症的一项重要方法。重视膳食结构，饮食中水果和蔬菜含量高可能对多种癌症起到预防作用。相反，过量食用红肉和烟熏、腌制肉类可能会增加患结直肠癌的风险。改进食品的加工、烹饪、贮存方法，如煎炸食物的油温控制和避免食用油反复应用，尽量少用防腐剂等食品添加剂，改善贮存方法及条件，防止食物发霉。另外，健康的饮食习惯还能降低患心血管疾病的风险。《中国居民膳食指南》倡导健康生活方式，如：控制体重和适当运动；食物多样化，多吃蔬菜和水果；少吃腌制食品和食盐等。应特别注意对少儿及青少年健康生活方式的教育和良好饮食习惯的培养。

二、二级预防

二级预防即临床前预防或"三早"预防。目的是防止初发肿瘤的进一步发展，针对高危人群进行癌前病变或早期肿瘤阶段的筛查，采取早期发现、早期诊断、早期治疗的"三早"措施。WHO 的报告中认为三分之一的病人是可以通过二级预防做到肿瘤早期诊治，阻止或减缓疾病的发展，降低病人的病死率，大多数病人可以达到根治目的，恢复健康。还要提倡"三前"即癌前发现、癌前诊断、癌前治疗。40 岁以上的成年人应该每年体检一次。癌症如能实现"三早""三前"，疗效好，远期生存率高，预后远好于中晚期癌症，成本－效益高。因此，及时体检是一种有效而经济的健康投资。

（一）认识癌症的早期症状

癌症的早期发现可以显著增加成功根治的机会。提升癌症早期发现率的主要途径是肿瘤的早期诊断和对高危人群的筛查。

早期的癌症可能没有明显的症状，或者症状特异性不强，只有尽早识别癌症的早期征兆并及时采取措施，才能实现早期诊断。因此，加强公众健康教育，医生、护士及相关卫生保健人员通力合作，提升全员对患癌症早期信号的认识，将对改善恶性肿瘤的预后有极大的帮助。癌症的早期症状包括：①肿块，尤其是持续增长的肿块；②无法缓解的疼痛；③异常出血，如便中带血，咳痰带血，不正常的血性分泌物等；④持续的消化不良、腹胀、食欲减退、体重明显减轻；⑤声音嘶哑；⑥异物感、进行性吞咽困难；⑦经久不愈的溃疡，如发生于胃、口腔、宫颈的慢性溃疡；⑧大便习惯和性状的改变；⑨不明原因的发热；⑩疲乏、虚弱及不易恢复的疲劳。乳腺、宫颈、口腔、喉、结直肠和皮肤等部位癌症的早期诊断尤为重要。

（二）制定合理的癌症筛查策略

肿瘤筛查，或称作普查，是针对无症状人群的一种人群防癌措施，使用简单有效的检测方法来识别个体是否患有特定疾病。如乳房 X 线检查用于乳腺癌筛查和使用细胞学检查筛查宫颈癌。开展的筛查项目的有效性必须得到充分的验证，筛查方法具有较高的灵敏度和特异性，配备的人员、设备等资源要足以涵盖几乎所有的目标群体，具有有效的措施应对早期发现的异常结果，早期治疗的预后会明显得到改善，符合成本-效益原则。WHO 基于现有的证据提出只有乳腺癌和宫颈癌适合进行大规模的人群普查。

肿瘤筛查可分为机会性筛查和群体普查两种。机会性筛查是妇女个体主动或自愿到提供乳腺筛查的医疗机构进行相关检查；群体普查是社区或单位实体有组织地为适龄妇女提供乳腺筛查。《中国抗癌协会乳腺癌诊治指南与规范（2021版）》建议：①机会性筛查一般建议 40 岁开始，但对于一些乳腺癌高危人群可将筛查起始年龄提前到 20 岁；②群体筛查国内暂无推荐年龄，国际上推荐40~50 岁开始，目前国内开展的群体筛查采用的年龄均属于研究或探索性质，缺乏严格随机对照研究的不同年龄成本效益分析数据。对于最常见的妇科恶性肿瘤之一——宫颈癌，国内外几乎每年都会对宫颈癌以及癌前病变早期检测的筛查指南进行更新，最大化筛查的益处、最小化筛查的潜在危害，即需要识别可能进展为浸润癌的癌前病变，并避免对过性感染及其相应的良性病变的不必要探查和治疗。

（三）确定肿瘤的高危人群

肿瘤的高危人群是指那些具有发生某种或多种肿瘤的高度危险的人群。临床实践和大量的流行病学调查证实，在肿瘤的高危人群中发生肿瘤的可能性高于一般人群几倍甚至几十倍，这些人群便成为肿瘤预防的重点关注对象。目前对于肺癌、食管癌、胃癌、肝癌、宫颈癌、乳腺癌、大肠癌等肿瘤的高危人群，多国指南都有明确界定，并根据流行病学最新研究成果不断更新，这有利于对高危人群制定筛查策略，开展防癌健康教育。推荐有癌症家族史或者有高危行为的人定期自我检查和参加健康体检，达到防病早治的目的。

（四）重视癌前病变的治疗

癌前病变是一个组织病理学诊断，是肿瘤由良性向恶性转化的过渡阶段。癌前病变相对于癌症来说尚处在可逆阶段，虽然不是所有的癌前病变都会最终发展成癌症，但做到早期发现，依据循证医学和权威机构制定的肿瘤诊治指南进行规范化诊疗，阻断其向癌症方面继续发展，势必会降低癌症的发病率，这也是肿瘤预防的重要环节。如对黏膜白斑、交界痣、萎缩性胃炎、慢性肝炎和肝硬化、结直肠多发性腺瘤性息肉、宫颈重度不典型增生等进行适当的治疗。

三、三级预防

三级预防即临床预防或康复性预防，目的是防止肿瘤的进一步恶化，减少并发症，防止致残，延长生存期及提高病人生活质量。

主要方法是采取多学科综合诊治（MDT），根据病人的身心状态，肿瘤病理类型、侵犯部位与范围、增长趋势，结合肿瘤细胞分子生物学特性的改变，正确选择合理、最佳的诊疗方案，包括手术治疗、化学治疗、放射治疗、免疫治疗、内分泌治疗、靶向治疗、中医中药治疗、WHO三阶梯止痛治疗、康复、姑息支持治疗、临终关怀等措施，继而减轻肿瘤引起的疼痛，缓解疾病给病人及其家庭带来的痛苦。

三级预防的主要内容有：癌症的综合诊治、规范化、个体化及精准治疗；给予病人及病人家庭的成员的心理和情绪的关怀与支持；西医为主，中医配合模式的中西医结合治疗；饮食营养的支持；康复病人对癌症复发转移的预防；晚期癌症病人的姑息性治疗与临终关怀等。

第二节　肿瘤的化学干预方法

肿瘤的化学干预就是用天然、合成化合物或生物制剂阻止、减缓乃至逆转癌症的发生发展过程，从而达到降低癌症发生率和死亡率的目的。"化学预防"的概念由美国药理学家迈克尔·B. 斯伯恩（Michael B. sporn）于 1976 年首次提出，其理论基础是认为癌症是多阶段的由慢性炎症、非典型增生逐渐恶性转化的慢性病理生理过程。因此针对癌症的始发、促进和进展各个演变阶段进行主动的"趋利"干预，进而阻止癌前病变进一步发展甚至向正常组织逆转。

针对三级预防，化学预防主要对象可以是存在特定发病危险因素的健康人群；具有癌前病变的高危人群，通过化学干预防止其向癌症转变；也可以是癌症治愈后的人群，防止癌症的复发和二次肿瘤的发生。常用的化学预防制剂如下。

（1）天然物质或天然提取物：如维生素 A 类（视黄醇类）、维生素 C 和维生素 E 等天然抗氧化剂，绿茶中的茶多酚、葡萄酒中的白藜芦醇、番茄中的番茄红素等天然成分，被多数学者认为通过清除氧自由基等作用可以有效降低胃肠道肿瘤、肺癌及前列腺癌等的发病风险。

（2）化学合成药物：如低剂量阿司匹林可使结肠腺瘤和腺癌发生风险下降 40%～50%，尤其是有家族史和家族性遗传背景的人群（家族性腺瘤性息肉病、林奇综合征等）。有研究指出非留体类抗炎药服用时间长于 10 年的女性，其乳腺癌发病率降低 28%。服用阿司匹林服药剂量高于 100mg/d 的女性，其乳腺癌发病风险降低 21%。三苯氧胺被多项随机对照研究证明可以降低 HER-2 阳性乳腺癌的发病风险。多项研究和系统分析提出服用二甲双胍的 2 型糖尿病病人罹患肠癌的风险显著低于未服用该药的病人。

（3）疫苗类：感染因素是很多恶性肿瘤的首要病因，我国作为 HBV 感染大国，1992 年起乙肝疫苗被广泛应用，2000 年后我国采取了新生儿免费乙肝疫苗接种政策，从源头阻止慢性乙型肝炎—肝硬化—肝细胞癌"三部曲"的发生。早在 2006 年，HPV 疫苗经美国 FDA 批准上市，成为世界上首个用于预防癌症的疫苗。

肿瘤化学预防的机制主要有：①抗氧化活性：清除氧自由基，抑制花生四烯酸代谢等；②抗增殖活性：抑制癌基因活性，调节激素、生长因子、信号转导活性，诱导细胞分化，调节免疫应答，诱导细胞凋亡，平衡 DNA 甲基化，抑制血管生成、抗炎等；③致癌物质阻断：抑制致癌物的生成、激活、吸收，阻止致癌物与 DNA 结合，增强 DNA 修复能力，提高机体解毒能力，促进致癌物失活等。

第三节　肿瘤的预防与控制方法

一、加强肿瘤预防指南规范和法治建设

肿瘤的预防控制工作的顺利实施，任重道远，需要多方通力合作，尤其是加强我国卫生行政主管部门对肿瘤控制工作的管理，明确各政府执行部门的责任分工与完善协调机制，将肿瘤的预防和控制工作纳入社会发展规划和卫生保健规划。各级政府和职能部门牵头，各级卫生协会组织专家制定肿瘤预防控制规划和具体计划，明确目标和责任，落实预防经费，制定肿瘤防治规范和筛查指南，为中国人群流行病学调查提供学术支持，推动相应的法律法规的建设与完善，强化医疗卫生机构在肿瘤预防控制中的作用与责任。

二、增加公共卫生资源在肿瘤预防的投入

随着国家经济的发展，政府对肿瘤防治工作应加大经费投入，提高公共卫生

占卫生事业费的比例，多渠道筹资，尽可能地争取社会资金和基金的支持，加强肿瘤预防人员培训、培养以及相应物资配备，医学教育机构及各级医学会、协会组织应积极开展肿瘤专科教育、继续教育以及网络教育等。用最新研究成果和先进技术，推动癌症防治工作的开展及完善。通过实际的经验与科学调查，论证肿瘤防治的成本—效益，调动全社会的力量和积极性，推广"预防为主"的肿瘤预防观。

三、完善癌症管理控制与肿瘤登记系统

建立国家和省、市、县三级癌症防治组织领导体系及技术服务体系，建设一支具有创造能力和团队精神的肿瘤防治队伍，充分担负起肿瘤预防控制的任务。尽快完善肿瘤登记系统和肿瘤危险因素信息系统，并予以公开化和普及化，给政府、肿瘤防控工作者和公众提供准确、科学的肿瘤防控信息。肿瘤登记工作是预防控制工作的基础，是预防控制工作策略制订与调整的依据。因此，应当建立健全的全国肿瘤登记系统，扩大其覆盖面，加强相关人员的能力培训，提高数据质量，确保数据的可利用性。

四、治理环境污染、保障食品卫生安全

研究表明，80%的肿瘤与环境因素有关，环境中的化学、生物、物理因素以及各因素的相互交织会引起肿瘤的发生。应该积极采取有效的措施，依靠全社会的力量，治理环境污染，减少各种有害环境因素。如今食品安全已经成为社会的热门话题，食物污染带来的危害已引起极大关注。食物中的硝酸盐进体内后可转化成致癌物亚硝酸盐，黄曲霉毒素是诱发肝癌另一大"元凶"。因此要建立严格的食品卫生标准和完善的食品卫生监督体系，严格执法，制止这些问题的出现。

五、建立以社区预防为中心的三级肿瘤防治体系

基于信息协作平台的社区医院和二、三级医院组成的肿瘤三级防治网络，由社区医院负责健康教育，肿瘤早期筛查；二、三级医院进行技术指导。充分利用

社区医院的优势开展肿瘤防治，构建以社区医院为重点，二、三级医院协同的防治网络。普及肿瘤科普知识、进行社区高危人群筛查，使居民不出社区，即可获得肿瘤防治知识和预防手段，实现了肿瘤防治的重心前移。

六、加强健康教育、国内、国际广泛交流与合作

充分利用网络和自媒体的便利，加强健康教育和肿瘤防治知识宣传，普及防治知识是有效预防肿瘤发病的重要措施。通过健康教育，使群众对肿瘤的预防和控制的知识有新的认识，认识到肿瘤是可以预防和治愈的，不良生活方式的改变会减少肿瘤的发生风险。促进国内、国际的学术交流与合作，学习发达国家先进的肿瘤防治手段，实施符合我国国情的肿瘤防治与控制策略。

第二章　肿瘤的病理学诊断方法

第一节　概　述

一、肿瘤病理学诊断的发展历程

目前诊断肿瘤和肿瘤的良恶性、恶性程度及来源等，仍然主要依靠病理学诊断。肿瘤病理学发源于 19 世纪后期的欧洲，随着当时外科手术学的发展，外科医生开始做肿瘤术前活检并把它作为一项必需的诊断。19 世纪 90 年代，冷冻切片技术的发明使术中活检成为可能，更进一步推动了肿瘤病理学的发展。传统的肿瘤病理学是一门形态学，这就决定了它的局限性，因为许多截然不同的肿瘤可以有相同或相似的组织形态。20 世纪 30 年代电镜的诞生和 20 世纪 50 年代免疫组织化学技术的应用使病理医生对肿瘤的诊断更加准确。20 世纪末期，细胞遗传学和分子生物学的相关技术被广泛应用于肿瘤病理学，分子病理学应运而生，它的诞生是病理学发展史上的又一座里程碑。现在的肿瘤病理学诊断已不再是单一的组织形态学诊断，而是结合形态学、免疫学、细胞遗传学和分子生物学等做出的综合诊断，是精准医学的重要内容，只有做出精准的病理学诊断，才会有精准的肿瘤治疗。

二、病理学诊断在肿瘤诊断中的作用

准确诊断肿瘤是治疗肿瘤的前提，病理学诊断具有权威性，常被作为"金标准"。肿瘤病理学诊断的主要作用有：①明确疾病的性质；②判断肿瘤的来源；③对肿瘤进行组织学分类、分型；④评价肿瘤的恶性程度或分化程度；⑤确定术

后肿瘤病理分期；⑥确定有无肿瘤复发、转移；⑦为某些药物的选择提供依据等。

三、病理学诊断的局限性

虽然病理学诊断至今仍被誉为肿瘤诊断的"金标准"，但病理学诊断也有一定的局限性。大多数情况下病理医生能对肿瘤做出明确诊断，但有时也会出现诊断困难，甚至暂时无法做出诊断，有时还可发生漏诊或过度诊断。这可能会有多方面的原因：①临床医生获取的标本或病理医生的取材是否适当，组织标本固定是否正确和及时，病理技术人员制片质量是否达到诊断要求，病理医生的经验和诊断水平是否足够等；②从临床获取的病变组织可能处于疾病发展过程中的某一个阶段，当肿瘤尚未显示其特征性形态学改变时，病理医生就不可能做出明确诊断；③病理医生接收病理标本后，需取材并制作成切片后才能在显微镜下诊断，所以这种检查属于抽样检查，最终在显微镜下见到的病变仅是其极小一部分，有时不能代表整个病变，尤其是小块组织活检标本。可以举一个通俗的例子，如同一个包子，咬到馅可以肯定是包子，只咬到包子皮就可能误认为是馒头，咬到浸油的包子皮就只能怀疑是包子。相信随着分子病理学的发展，这种局限性会被很好地克服。

临床上正确地处理及固定标本和提供详细的病史及相关临床资料对病理诊断十分重要。需依据临床表现、手术所见、肉眼变化和组织形态等特征综合判断才能做出病理诊断，有时还需结合免疫组织化学、细胞和分子遗传学特征等才能诊断。

四、肿瘤的命名及分类

肿瘤的命名和分类，是肿瘤病理诊断重要的内容，不同的肿瘤病理诊断名称有着不同的临床含义。肿瘤的种类繁多，命名十分复杂，一般根据其组织学分化方向（过去也称组织来源）和生物学行为进行命名和分类。

根据肿瘤的生物学特性及其对机体的影响和危害，一般将肿瘤分为良性肿瘤和恶性肿瘤。良性肿瘤多无浸润和转移能力，肿瘤通常有包膜或边界清楚，呈膨胀性生长，生长速度缓慢，瘤细胞分化程度高，对机体危害较小。恶性肿瘤是指具有浸润和转移能力的肿瘤，肿瘤通常无包膜，边界不清，呈浸润性生长，生长迅速，分化差，异型性较大，对机体危害大，常出现复发、转移。另外，有些肿瘤组织形态和生物学行为可介于良性和恶性之间，称之为交界性肿瘤，这类肿瘤的诊断标准往往不易界定。

（一）肿瘤的命名

1. 良性肿瘤的命名

一般原则是在组织或细胞类型的名称后加一个"瘤"字，如腺上皮的良性肿瘤，称为腺瘤；血管源性的良性肿瘤，称为血管瘤。

2. 恶性肿瘤的命名

（1）上皮组织的恶性肿瘤统称为癌。命名方式是在上皮名称后加一个"癌"字，如腺上皮的恶性肿瘤称为腺癌，鳞状上皮的恶性肿瘤称鳞状细胞癌，同时具有上述两种成分的癌则称为"腺鳞癌"。

（2）间叶组织的恶性肿瘤统称为肉瘤。间叶组织包括纤维组织、脂肪、肌肉、血管、淋巴管、骨、软骨等。命名是在间叶组织名称后加上"肉瘤"二字，如骨肉瘤。

（3）同时具有癌和肉瘤两种成分的肿瘤称为癌肉瘤。

3. 其他

除上述一般命名方法外，有些肿瘤的命名是约定俗成，不依照上述原则。"母细胞瘤"因其形态类似发育过程中的某种幼稚细胞而命名，性质可为良性亦可为恶性。例如肌母细胞瘤为良性，而肾母细胞瘤、髓母细胞瘤等为恶性；白血病和精原细胞瘤等虽然名称中有"瘤"和"病"字，实为恶性肿瘤；恶性黑色素瘤、恶性畸胎瘤等直接称"恶性……瘤"，表示性质；尤文肉瘤、霍奇金淋巴瘤则直接以最初描述者或研究者的名字而命名。

（二）肿瘤的分类

肿瘤可从病因、组织分化、病理形态和肿瘤发展阶段等方面来分类。新出版的 WHO 肿瘤病理分类不仅以病理学形态改变为基础，而且结合了临床、免疫组织化学表型和分子遗传学改变。

五、肿瘤的病理分级和分期

肿瘤的分级与分期仅限于恶性肿瘤。

根据肿瘤的分化程度、异型性、核分裂数以及肿瘤的类型等病理形态指标对肿瘤进行分级，以确定肿瘤的恶性程度，为临床治疗和预后判断提供依据。近年来多采用 3 级分级法（如鳞状细胞癌、乳腺浸润性导管癌），但有些肿瘤采用 4 级（如中枢神经系统的胶质瘤）或 2 级（如膀胱尿路上皮癌）分级法。

肿瘤的分期用于评估肿瘤的扩散程度，其目的在于帮助临床医师制订治疗方案，判断预后，协助评价治疗效果。目前临床上最为广泛采用的方式是由美国癌症联合委员会（American Joint Committee Cancer，AJCC）制定的 TNM 分期系统，其中 T 代表原发灶的大小，随着肿瘤增大依次用 $T_1 \sim T_4$ 来表示；N 代表局部淋巴结受累情况，无淋巴结受累为 N_0，随着受累情况加剧依次用 $N_1 \sim N_3$ 来表示；M 代表远处转移情况，无远处转移用 M_0 表示，反之，用 M_1 表示。病理学诊断的任务是为临床 TNM 分期提供可靠的证据。

第二节　肿瘤的病理学诊断方法

肿瘤病理诊断的方法可以分为组织病理学诊断、细胞病理学诊断和分子病理学诊断。

一、肿瘤组织病理学诊断

组织病理学诊断是指将经活检或切除的组织，制成病理切片进行组织形态学等检查而做出的诊断。目前组织病理学诊断为最可靠的诊断。

（一）肿瘤标本的获取

标本的种类根据取材方式的不同，常分为以下四种。①针芯穿刺活检：即用带针芯的粗针穿刺病变部位，抽取病变组织，制成的病理组织切片，有较完整的组织结构，可供组织病理学诊断。②钳取活检：用活检钳通过内镜或其他器械钳取病变组织以进行组织病理学诊断，如消化道内镜活检、支气管纤支镜活检。制成的病理组织切片往往也有较完整的组织结构。③切开活检：手术切取小块病变组织并尽可能包括周围正常组织的活检方式。④切除活检：将整个病变全部切除后获得的病变组织。切除组织可仅为肿块本身，也可包括肿块边缘组织和区域淋巴结。此法同时有肿瘤外科治疗的目的。

（二）肿瘤大体形态观察

肿瘤的大体形态多样，并可在一定程度上反映肿瘤的类型及良恶性。临床送检病理检查时送检单应准确描述肿瘤的部位、数目、大小、形状、颜色、质地和包膜等重要信息。

1. 部位

虽然肿瘤可发生于任何部位，但不同的肿瘤常有其好发部位。例如恶性黑色素瘤好发于足底、横纹肌肉瘤好发于头颈部、胃癌好发于胃窦部。

2. 数目

肿瘤多为单发，也可多发，常具有一定诊断价值，如肠道的多发性息肉应高度警惕家族性多发性息肉病的可能。对肿瘤进行检查应注意肿块的数目以及各肿块之间的关系。

3. 大小

肿瘤的大小差异可以很大，小者仅显微镜下才能发现，大者可达数十厘米。肿瘤的体积常与生长时间和发生部位有一定关系。生长缓慢、体积较大的肿瘤多为良性；恶性肿瘤生长迅速，体积不一定大；生长缓慢、体积较小的肿瘤（如神经纤维瘤病）若在短期内体积迅速长大应高度怀疑恶变的可能。

4. 形状及生长方式

肿瘤的形状多种多样。肿瘤的形状与其发生部位、组织来源、生长方式和肿瘤的良恶性密切相关。例如良性肿瘤多呈结节状、有包膜且膨胀性生长，而溃疡型、呈浸润性生长的包块多为恶性。

5. 颜色与质地

肿瘤的颜色与质地也可提示肿瘤的类型。例如，血管瘤呈暗红色、黑色素瘤呈黑色，成骨性肿瘤质地坚硬。间叶组织肿瘤若质地呈鱼肉状常高度提示为肉瘤。

（三）肿瘤标本的处理和保存

正确地处理和固定标本，是保证病理诊断准确无误的必要条件，也是标本能否很好用于后续诊断或研究的前提。通常标本离体后必须在一小时内放入 10 倍体积的 10% 中性缓冲甲醛固定液中，固定时间应以 6～48 小时为宜，较大的标本还应正确地切（剖）开后再固定。

（四）肿瘤标本制作组织病理切片

标本经过肉眼大体检查和取材选取病变组织后，一般有以下四种制片方法。①常规石蜡切片：是肿瘤病理学诊断中最常用的制片方法，适用于各种标本的组织学检查；②冷冻切片：采用恒冷切片机制作切片，常用于术中病理诊断；③快速石蜡切片：是将常规石蜡制片过程通过加温或微波等方法加快组织处理时间，约 30 分钟即可完成制片，现多已被冷冻切片取代；④印片：即将巨检所见可疑组织与玻片接触，制成印片染色后观察，做出快速诊断，此法虽属细胞学诊断，但常与冷冻切片同时应用，以提高术中诊断的确诊率，也可作为无法进行冷冻切片时的应急措施。

（五）病理诊断报告书的基本内容和解读

1. 基本内容

一份完整的病理报告书需要包括病人基本信息和病理诊断信息。一般包括以下内容。①病人基本信息：包括病理号、姓名、性别、年龄、送检医院或科室、住院号、门诊号、送检和收验日期等；②大体和显微镜检查：包括标本类型、大体所见、肿瘤的组织学类型、病理分级（分化程度）、浸润深度、脉管和神经浸润情况、淋巴结转移情况、切除标本的切缘有无肿瘤浸润以及有无继发性病变或伴发性病变等；③病理学诊断的相关特殊检查：包括免疫组织化学、电镜、细胞和分子遗传学等特殊检查的结果和解释。

2. 肿瘤组织病理学病理诊断报告书的阅读和理解

如前所述，病理诊断也存在局限性。因而病理诊断在表述上常用下列几种形式，其含义也各不相同。

（1）明确的或基本明确的病理学诊断：该类诊断中取材部位、疾病名称、病变性质明确或基本明确。此类报告可作为临床诊疗的依据。

（2）不能完全肯定或有所保留的诊断：指由于各种因素影响，不易判定病变性质或疾病名称，常常以这种诊断形式表述，即多在拟诊疾病/病变名称之前或后加上具有不太确切含义的修饰词：如"考虑为""倾向于""病变符合""疑似""可能性大""不能排除"等字样。如临床工作中遇到这种表述的病理诊断，临床医生不能将此类病理报告作为治疗的充分依据，应结合临床实际情况进行诊疗。

（3）描述性诊断：指送检组织不能满足对各种疾病或病变的诊断要求。此时只能根据形态描述。

（4）术中冷冻和快速石蜡切片的诊断报告的准确性不能等同于组织病理诊断报告，要以术后的石蜡切片报告为准。

（六）病理会诊

肿瘤病理学诊断十分重要又常会遭遇困难，常需要其他病理医生会诊，以提高病理学诊断的准确性。病理报告签发前的病理会诊原因一般较为单纯，多为疑难或少见病例，而病理报告签发后的会诊原因往往较为复杂多样。病理会诊报告是接受会诊的一个或多个病理医生阅片后的咨询意见，由于接受会诊的病理医生可能并不能完全掌握病人的全部情况，病理会诊报告通常会载明："会诊咨询意见仅供初诊病理诊断医生参考。"由初诊病理医生决定是否采纳病理会诊的咨询意见和采纳的程度，临床医生对于病理会诊意见也应该注意和初诊病理医生沟通。

二、肿瘤的细胞病理学诊断

细胞病理学诊断作为诊断病理学的重要分支，在疾病诊治上具有与组织病理学相似的重要地位和作用，但其可靠性不能等同于组织病理学诊断。

（一）常用方法

1. 脱落细胞学检查

针对体表、体腔或与体表相通的管腔内肿瘤，利用肿瘤细胞易于脱落的特点，取其自然脱落或分泌排出物，或用特殊器具吸取、刮取、刷取表面细胞进行涂片检查，或冲洗后取冲洗液或抽取浆膜腔积液，离心沉淀后进行涂片检查，目前也可以将离心沉淀获得的细胞制作成组织块切片检查。

2. 细针穿刺细胞学检查

用直径小于 1 mm 的细针刺入实体瘤内吸取细胞进行涂片检查。

（二）涂片制作

取材后应立即涂片，操作应轻巧，避免损伤细胞，涂片须厚薄均匀。液基薄层细胞制片术使脱落细胞学检查的准确性有明显提高，也使计算机自动细胞图像分析筛选成为可能。涂片后应在干燥前立即置于 95% 乙醇或乙醇乙醚（各 50%）混合液固定 15 分钟，以保持良好的细胞形态，避免细胞自溶。

常用的染色方法有巴氏法、瑞氏法、吉姆萨法和苏木精伊红法等。

（三）应用范围

脱落细胞学检查一般包括以下几种。①宫颈脱落细胞学：刮取子宫颈的鳞柱上皮交界处（即移行带）细胞制备涂片，通常用巴氏染色。最常用于子宫颈鳞状细胞癌的诊断和普查，诊断正确率可达 90% 以上。②痰涂片和支气管刷片细胞学：用于肺癌的诊断，并可根据细胞形态进行组织学分型，如鳞状细胞癌、小细胞癌或腺癌等。③浆膜腔积液脱落细胞学：抽取胸、腹水或心包积液，经离心后吸取沉淀物制备涂片，可用于转移癌和恶性间皮瘤等肿瘤的诊断和鉴别诊断。④尿液脱落细胞学：收集尿液，经离心后吸取沉淀物制备涂片，常用于泌尿道肿瘤的诊断。⑤乳头溢液细胞学：可用于诊断乳腺炎症性疾病、导管上皮细胞增生，非典型增生和乳腺癌等。⑥其他：食管拉网涂片检查常用于食管鳞状细胞癌的诊断，脑脊液抽取后离心制片，可用于神经系统炎症和肿瘤的诊断。

当某些器官或组织肿瘤既无自然脱落细胞，内镜检查又不能达到时，可用细针穿刺细胞学检查来诊断。如淋巴结、乳腺、涎腺、甲状腺和体表软组织肿块。深部组织的肿块，如肝、肺、肾脏、腹膜后软组织肿块等需要在 B 型超声引导、X 线或 CT 定位下进行穿刺。

（四）病理诊断报告书

1. 基本内容

病人基本情况等与组织病理学诊断报告书相同。通常还需要注明涂片制作方法等。

2. 诊断意见的基本分类

肿瘤细胞学诊断常有以下 3 种：①直接表述性诊断，即根据形态学观察的实际情况，对于某种疾病或病变做出肯定性诊断；②The Bethesda System（简称 TBS）报告系统，用于宫颈细胞学诊断或甲状腺细针穿刺细胞学诊断；③间接分级性诊断，常用的有三级法和巴氏五级法。

（五）细胞学病理诊断的优点和局限性

细胞病理学检查取材方便，给病人造成的痛苦小，所需设备较简单，操作、制片和检查过程快速，易于推广和重复检查。同时，它也存在一定的局限性，受样本取材等因素的影响，细胞学诊断一般有 10% 左右的假阴性率，因此，肿瘤细胞病理学检查阴性结果不能解释为没有肿瘤。

三、分子病理学诊断

分子病理学诊断，即在蛋白质和核酸等生物大分子水平上，应用细胞遗传学、分子生物学、生物信息学等进行病理学诊断。除了传统的病理标本（细胞和组织），其还可以对体液标本（血液、尿液、痰液等）进行病理学诊断。

肿瘤的诊断目前仍然高度依赖以形态学为基础的组织病理学和细胞病理学，在基于组织形态的基础上，分子病理学诊断大大提高了诊断的精准性，可预估治疗效果和判断预后。如基于 *PCR* 基因重排及基于荧光原位杂交的技术分别提高了淋巴瘤和软组织肿瘤等疑难肿瘤的诊断水平；*EGFR* 突变以及 *ROS*、*ALK* 等基因融合可指导非小细胞肺癌的靶向治疗。

由于目前分子病理学诊断的标本主要来源为传统病理样本（如细胞穿刺样本及术后中性甲醛固定的石蜡包埋的组织标本），分子病理学诊断还主要依托于传统病理技术。随着生命科学和技术的不断进步，分子病理学诊断还将有更大的发展空间，成为实现病理精准诊断不可或缺的一部分。

第三节　肿瘤病理学诊断技术

一、组织化学和免疫组织化学技术

（一）组织化学技术及应用

组织化学染色技术又称为特殊染色，是应用某些能与组织细胞化学成分特异结合的显色试剂，原位显示病变组织细胞的特殊化学成分（蛋白、核酸、糖类和脂类等）。目前实验室常用的染色技术主要有以下几种：PAS 染色（高碘酸-雪夫法）、网状纤维染色、淀粉样物染色、亲银和嗜银细胞染色、中性脂肪染色、色素染色、黏液染色等。组织化学技术在病理学上有较广泛用途，如在抗酸杆菌、真菌等方面有较重要的意义，在肿瘤病理诊断中对各种黏液成分和色素的识别等也有重要作用。

（二）免疫组织化学技术

免疫组织化学技术是利用抗原-抗体的特异性结合反应原理，用已知抗体或抗原检测和定位组织中的待测物质的一种特殊技术。免疫组织化学技术方法具有特异性强，敏感性高、定位准确等特点，将形态、功能和物质代谢密切结合一起。已成为现代诊断病理学上重要的常规技术。

免疫组化被用于各种蛋白质表达水平的检测，被广泛应用于肿瘤的诊断和指导靶向治疗及判定预后。临床医生应充分认识到免疫组织化学检查的价值及应用范围。

1. 辅助肿瘤分类

通过特定抗体标记出细胞内相应抗原成分，以分析细胞类型。如角蛋白（CK）是上皮性肿瘤的标记，白细胞共同抗原（LCA）是淋巴造血组织肿瘤标记，降钙素是甲状腺髓样癌的特有标记。

2. 内分泌肿瘤的功能检测

内分泌细胞产生的各种激素，大多数可用免疫组化技术标记出来，据此不但可确定诊断还可对内分泌肿瘤行功能分类，也可检测分泌异位激素的肿瘤。例如，可用免疫组化方法检测垂体激素（ACTH、GH、LTH、TSH、FSH、LH）从而对垂体腺瘤进行功能分类。

3. 辅助病变性质的判定

例如 bcl-2 在区别滤泡型淋巴瘤和反应性滤泡增生上具有重要价值。滤泡型淋巴瘤的肿瘤性滤泡细胞有 bcl-2 的高表达；而在滤泡反应性增生时，滤泡反应中心的细胞不表达 bcl-2 蛋白。

4. 发现微小转移灶

淋巴结内的微小转移性癌灶有时与淋巴结内窦性组织细胞增生不易区别。用常规病理组织学方法要辨认出单个或几个转移性肿瘤细胞有时极为困难，而采用免疫组化方法（如用上皮性标志物）对于检测微小转移灶具有极高的价值。对转移性肿瘤也可借助免疫组化标记寻找原发瘤，如骨组织内的转移性腺癌若表达前列腺特异性抗原，提示为前列腺癌转移所致。

5. 辅助肿瘤分期

判断肿瘤是原位还是浸润以及有无血管、淋巴管侵犯与肿瘤分期密切相关。用常规病理方法判断有时十分困难，但用免疫组化法可获得重要信息。例如用第Ⅷ因子相关蛋白等血管和淋巴管内皮细胞的标记可清楚显示肿瘤对血管或淋巴管的浸润。

6. 指导治疗和预后

免疫组化标记中与预后有关的标记大致可分为三类：①类固醇激素受体：如雌激素受体、孕激素受体等，它们与乳腺癌的关系已获公认，激素受体阳性者内分泌治疗效果较好，预后也较好；②肿瘤基因标记：如癌基因 $HER-2$，在肿瘤中高度表达者，提示病人预后较差且对靶向药物曲妥珠单抗的治疗可能获益；③细胞增殖性标记：表达指数越高，表明其细胞增殖越活跃，肿瘤恶性程度越高，预后越差。

二、细胞遗传学和分子生物学技术

肿瘤分子病理学技术已被广泛地运用于日常的肿瘤病理诊断，它主要包括细胞水平上的细胞遗传学和分子水平上的分子病理学两类。细胞遗传学是从细胞水平上观察病变。严格来说不属于分子病理学的范畴，但由于它的技术和手段与分子病理学是相辅相成的，一般也把它纳入分子病理学的领域。细胞遗传学与分子病理学诊断对肿瘤的准确诊断、指导肿瘤治疗和预后的评估具有重要的意义。

（一）核型分析

核型分析是一种常规细胞遗传学分析方法，是用形态学方法研究染色体数目及结构的异常。许多恶性淋巴瘤、软组织以及一些上皮性肿瘤有频发性、非随机性染色体异常，核型分析已越来越多地被用于这些肿瘤诊断及预后判定。核型分析的不足之处在于需要新鲜组织，影响了其在基层医院的应用。

（二）原位杂交

目前常用的原位杂交技术有突光原位杂交和显色原位杂交。

突光原位杂交是应用荧光素标记已知的 DNA 的特定探针与组织切片上的肿瘤组织杂交，在荧光显微镜下能显示与其相应的染色体某个区段或整条染色体。突光原位杂交能有效地检测染色体结构和数目异常，尤其适用于染色体易位、缺失和扩增。的重要优点在于该方法不仅能用新鲜组织检测，还能在石蜡切片上进行分析。不足之处在于组织切片上荧光染色易淬灭，不能长期保存；应用的探针较大，不能识别大多数点突变。目前突光原位杂交在肿瘤研究、诊断及治疗中已得到较广泛的应用。

显色原位杂交是常用的亮视野原位杂交方法之，指用酶代替荧光检测，能在保持肿瘤的结构和细胞学特点下分析染色体的改变。其敏感性虽不如突光原位杂交法，但不需要荧光显微镜、照相设备和分析软件，且价格更低廉，组织切片能长期保存。显色原位杂交最常用于检测基因扩增，如乳腺癌中的 $HER-2$ 基因的扩增。

（三）比较基因组杂交

比较基因组杂交是指将消减杂交、荧光原位杂交相结合，用于检测 DNA 序列的拷贝数变异并将其定位在染色体上的方法，主要用于检测染色体的增加和丢失。比较基因组杂交法对基因缺失的检出需由其他方法加以证实，对染色体结构重排如倒位或平衡易位不能检出，灵敏度和分辨率有待提高。

（四）聚合酶链反应

聚合酶链反应（polymerase chain reaction，PCR）是指在 DNA 聚合酶催化下，以母链 DNA 为模板，体外复制出与母链模板 DNA 互补的子链 DNA 的过程。如果提取肿瘤细胞中的 mDNA，经反转录酶作用，合成再以此为模板进行聚合酶链反应，称为反转录 PCR（reverse transcription-PCR，RT-PCR）。其作为常规分子生物学检测的方法，已广泛应用于肿瘤的诊断、治疗方案的选择及预后的判断。例如应用 PCR 检测 IgH 基因重排以辅助 B 细胞巴瘤的诊断。PCR 和 RT-PCR 还能用于检测核苷酸序列的微卫星重复或短串联重复的改变。由于 PCR 技术的敏感性非常高，还可以用来检测微小病变，如可通过检测 *EWSRI – FLII* 与 *EWSRI – ERG* 融合基因以检测尤文肉瘤病人的骨髓微小残留病变。

（五）生物芯片技术

生物芯片技术是近年来才发展起来的高技术系列，依据生物芯片上样品所储存的不同类型信息，可分为基因芯片、蛋白芯片、细胞芯片和组织芯片等。

（六）DNA 单链构象多态性技术

DNA 单链构象多态性（single strand conformation polymorphism，SSCP）技术是一种基于单链 DNA 构象差别来检测点突变的方法。该方法广泛用于肿瘤诊断和研究。例如可用 SSCP 检测原发性肝癌 *P53* 基因的突变。

（七）DNA 测序技术

DNA 测序能可靠地检测出各个 DNA 核苷酸是否发生点突变。该技术广泛用于肿瘤的诊断及指导治疗。例如 PCR 扩增结合直接测序可用于检测胃肠道间质瘤中 *KIT/PDGFRA* 基因突变情况以协助肿瘤医师决定是否采用靶向药物伊马替尼治疗病人；还可用该技术检测非小细胞肺癌 EGFR 基因突变情况以协助肿瘤医师对分子靶向药物的选择并评估疗效。随着科学技术的发展，传统的 Sanger 测序已经不能完全满足临床需要，二代测序技术（next-generation sequencing，NGS）应运而生。与 Sanger 测序技术相比，二代测序平台对于大量的基因检测具有通量更高、速度更快、成本更低的特点。目前的应用主要有两类：①针对普通人的疾病筛查，通过测定已知的与某种疾病相关的基因序列位点，来推断其罹患该种疾病的概率；②针对肿瘤进行分子检测，通过检测已知肿瘤相关标志物的特定基因序列位点，从而对肿瘤的发病、诊断、治疗和预后提供指导性意见。但由于二代测序质量控制过程复杂、测序结果数据信息量大，其可靠性、准确性等均应在临床应用中不断完善。

三、流式细胞术

流式细胞术是一种应用流式细胞仪进行快速细胞定量分析和细胞分类研究的

新技术。其优点是测量速度快，每秒能分类数万个细胞，精确性和灵敏性高，且可同时测定 6~8 个参数；缺点为必须使用单细胞悬液。其应用主要表现在以下几方面：①分析肿瘤细胞增殖周期；②分析细胞增殖与凋亡；③分析细胞分化、辅助良恶性鉴别；④肿瘤相关基因定量分析，为预后判断提供依据；⑤多药耐药基因产物的定量，为化疗药物的选择提供依据；⑥肿瘤疗效监测，残存肿瘤细胞的检测以及肿瘤有无复发的判断。

四、电子显微镜技术

电子显微镜技术是病理形态诊断和研究中的基本技术之一。电镜分辨率远高于光镜，可达 0.2 mm，能清楚显示细胞的微细结构（亚细胞结构），可作为肿瘤病理诊断和鉴别诊断的辅助检查手段之一，也可用于肿瘤的病因和发病机制的研究。电镜的类型主要包括透射电镜及扫描电镜，其中最常用的为透射电镜。虽然免疫组织化学及分子检测技术在肿瘤的诊断及预后中的应用更为广泛，电镜检查在肿瘤病理诊断中仍起着一定的作用。例如电镜可用于判定一些疑难肿瘤的组织来源和细胞属性。朗格汉斯组织细胞增生症中能见到呈杆状的伯贝克颗粒有助于确诊诊断；检测神经内分泌肿瘤（如垂体腺瘤）细胞质内的神经分泌颗粒，依据颗粒的大小、形状、电子致密度和空晕的有无及宽度等特征并结合免疫组织化学结果进一步对肿瘤的亚型进行划分。

五、图像分析技术

图像分析技术利用图像分析仪或图像分析系统在显微镜下客观地测量组织特征。近年来应用光学、电子学和计算机研制成的自动图像分析仪（image auto analyser，IAA），已用于病理学的诊断和研究。应用数学方法将观察到的组织和细胞二维平面图像推导出三维立体定量资料，能更精确计量和分析各种图像的参数。肿瘤病理学方面，图像分析技术主要用于核形态参数的测定（包括细胞核直径、周长、面积、体积）、DNA 倍体的测定和显色反应（如突光原位杂交）的定量分析，有时还可辅助肿瘤的病理学分级和预后判断。

第三章　肿瘤临床放射治疗学

第一节　临床放射治疗学概论

一、放射治疗的地位和作用

　　放射治疗目的分为：根治性放射治疗、辅助性放射治疗和姑息性放射治疗。根治性放射治疗是指在给予足够剂量的放射治疗后肿瘤治愈，病人可获得长期生存，在治疗过程中或治疗后可能会发生一些不可避免的放射治疗毒性反应，但在可接受的限度内。根治性放射治疗常用于鼻咽癌、头颈部恶性肿瘤、食管癌、肺癌、肛管癌、宫颈癌等。辅助性放射治疗是指手术治疗前后予以一定剂量的放射治疗，从而达到更好的肿瘤控制。辅助性放射治疗常用于头颈部恶性肿瘤、食管癌、胃癌、直肠癌、乳腺癌、原发中枢神经系统肿瘤、软组织肉瘤等。姑息性放射治疗的目的在于缓解症状，延长寿命及在一定程度上控制肿瘤，一般放射治疗的剂量较低，不会产生严重的毒性反应。姑息性放射治疗常用于转移病灶（骨、脑、内脏转移等）和症状性的晚期肿瘤（咯血、憋气、梗阻等）。本章节着重讲解在常见恶性肿瘤以及转移性肿瘤中放射治疗的价值。

　　放射治疗也可用于部分良性疾病的治疗，如色素沉着绒毛结节性滑膜炎、皮肤瘢痕等良性病变，因放射治疗可诱发恶性肿瘤，良性疾病应谨慎使用。

二、综合治疗的定义和作用机理

　　恶性肿瘤治疗后的五年生存率达50%左右，生存率提高的原因主要在于早期病人比例的升高以及肿瘤综合治疗的发展。综合治疗不是简单选择手术、放射治疗、药物治疗，而是结合病人的肿瘤特点、并发症以及病人的期望等，施行目的明确、有根据、有计划且合理的综合治疗手段。

放射治疗与手术综合治疗包括术前放射治疗、术中放射治疗和术后放射治疗。术前放射治疗：优点是照射可使肿瘤缩小，减少手术野内癌细胞的污染，减小手术的切除范围，从而降低癌细胞的生命力，减少播散；缺点是无病理指导，延迟手术。术前放射治疗价值较为肯定的疾病有头颈部恶性肿瘤、肺尖癌、食管癌、直肠癌、软组织恶性肿瘤等。术中放射治疗：优点是在直视下进行照射，靶区清楚，可很好保护正常组织；缺点是只能照射一次，不符合分次照射原则。目前临床常用在手术难以完整切除的胰腺癌等。术后放射治疗：优点是大部分肿瘤已被切除，有手术及病理指导放射治疗；缺点是血运不足可能造成残存的癌细胞处于乏氧状态，对放射治疗不敏感。研究中较多证据的有乳腺癌、脑瘤、胃癌等。

放化综合治疗的理论基础是基于两者的空间协同作用，其前提是放疗能够有效地控制局部和区域病变，化疗能够有效地控制亚临床转移病灶，从而提高患者生存率。随着肿瘤化疗临床经验的积累，肿瘤化疗与放疗的顺序在不断调整，出现了诱导化疗、夹心化疗等不同综合治疗形式，总称为序惯性放化综合治疗。目前研究认为放化疗相互作用的机制有：空间协同作用、时相协同作用、作用于不同细胞周期时相、缩小肿瘤体积、增加肿瘤细胞再氧合、选择性作用于乏氧细胞、细胞动力学协同作用、对 DNA 损伤和修复的影响、增加细胞凋亡等。放化疗同时应用于一些肿瘤，不但可以增加局部疗效，而且可以减少或消灭远处转移，不过会增加全身毒性或局部毒性反应。大量循证医学证据提示同步放化疗适合局部晚期无法手术的头颈部恶性肿瘤、局部晚期鼻咽癌、局部晚期非小细胞肺癌、局限期小细胞肺癌、局部晚期无法手术的食管癌、肛管癌和宫颈癌等。先化疗后放疗主要在一些肿瘤高危远处转移或全身肿瘤负荷较大的疾病，临床常用于各种淋巴瘤、晚期鼻咽癌、广泛期小细胞肺癌等。

基于已知的放射生物学机制和分子靶向治疗的理论基础，目前临床中已有放射治疗联合分子靶向药物的研究，部分已在临床中广泛应用。放疗合并分子靶向治疗在局部晚期头颈部肿瘤的临床研究已获得明显的效果。分子靶向治疗合并放疗与同步放化疗相比，由于给药方便，无骨髓抑制和消化道副作用小，能够保证患者较好的生活质量，目前在非小细胞肺癌和食管癌中开展了一系列的研究。

随着近几年免疫治疗的活跃，有研究开始探讨放射治疗与免疫治疗的联合。既往研究认为放射治疗抑制病人的免疫功能，近年研究提示放射治疗后会激活免疫功能，免疫功能的激活会进一步改善放射治疗的局部控制。目前临床中正开始一系列研究以评价放射治疗与免疫治疗联合的安全性和有效性，并进一步探讨放射治疗和免疫治疗联合的具体顺序、放射治疗总剂量、放射治疗分割方案以及放射治疗的部位等。

三、放射治疗流程

整个放射治疗过程由放射肿瘤医师、放射物理师、放射技师等集体完成，具体流程如下。首先明确诊断：放射肿瘤医师明确诊断、判定肿瘤范围、做出临床分期、了解病理特征从而确定放射治疗目的（根治、姑息，是否和手术和化疗联合，如何联合）；确定治疗技术：根据不同疾病和病人特点等确定采用何种放射治疗技术（常规照射、三维适形照射、调强放射治疗、立体定向放射治疗、近距离照射）；确定治疗方式：模拟机技师制作病人固定装置并拍 X 线片或 CT/MRI 图像；靶区勾画：放射肿瘤医师勾画大体肿瘤体积、临床肿瘤体积、计划肿瘤体积和正常器官，并给予处方剂量和正常器官的限定剂量；制订治疗计划：放射物理师根据放射肿瘤医师的处方要求和正常器官限定要求设计照射野；审核治疗计划：放射肿瘤医师按照国际辐射单位与测量委员会（ICRU）62 号报告要求审核治疗计划；验证治疗计划：放射物理师虚拟验证治疗方案，是否与实际相符；校位：模拟机技师按固定体位固定，确认治疗中心是否与计划中心一致；第一次治疗：放射肿瘤医师、放射物理师和放射治疗技师共同摆位，并拍摄验证片，确认无误后开始治疗；每周核对验证片：放射肿瘤医师每周核对验证片和治疗单，并根据病人查体和影像复查随时调整放射治疗计划；治疗结束：放射肿瘤医师予以整个放射治疗过程总结评价；随诊：治疗完成后，放射肿瘤医师定期随访病人的疾病变化和毒性反应变化，并进行总结分析。

第二节　临床放射治疗学各论

一、鼻咽癌

（一）流行病学和病因

鼻咽癌的发病有明显的地域及种族差异，并存在家族高发倾向。中国及东南亚各国发病率高，且中国以华南、西南各省高发。在世界四大人种中，蒙古人种高发。男性多发，其中以 40~59 岁为发病高峰。鼻咽癌的病因尚不确定，涉及多个基因之间或基因与环境之间的交互作用，目前较为肯定的致病因素为 EB 病毒（Epstein-Barr virus，EBV）感染、化学致癌因素、环境因素、遗传因素等。

（二）病理类型和临床表现

2003 年 WTO 将鼻咽癌的病理类型分为 3 型：非角化型癌、角化型鳞状细胞癌、基底细胞样鳞状细胞癌。颈部肿物、涕中带血、耳鸣、听力下降、头疼、面麻、复视是鼻咽癌病人最常有的主诉。鼻咽癌淋巴结转移发生率高，因颈部肿块而就诊者达 40%~50%，检查发现颈部淋巴结有转移的达 70%~80%。颈淋巴结转移一般无明显症状，若肿块巨大，浸透包膜并与周围软组织粘连固定，则可能是引发血管神经受压的表现。鼻咽癌血行转移率较高，占初治病人的 10%~13%，远处转移部位以骨转移最为多见，肺及肝转移次之。

（三）诊断和分期

临床检查除包括一般状况评价（KPS）、体重、身高、视力的测定，还应做详细的专科检查：五官检查、口腔、颈部检查、脑神经的检查、间接鼻咽镜、前鼻镜、光导纤维鼻咽镜，和影像检查包括鼻咽颈部 CT/MRI、腹部 B 超、放射性核素骨显像，以及血清学检查、病理检查。迄今国内外已有多种临床分期，国内惯用的是 2008 年鼻咽癌分期，国际上常用的是 2010 年第 7 版国际抗癌联盟（UICC）

分期。

（四）治疗

鼻咽癌根治性治疗手段为放射治疗，或以放疗为主的综合治疗。早期一般采用单纯放射治疗，局控率90%以上，总生存率90%以上。对于中晚期鼻咽癌的治疗，含顺铂的同步放化疗是标准治疗方式，局控率在80%左右，总生存率70%~80%。晚期采用化疗联合姑息放疗，选择性病例行放疗加生物治疗也具有较好的前景。调强放射治疗是主流放射治疗技术，可行性包括：鼻咽癌大部分是低分化癌，对放疗敏感；靶区大而且极不规则，肿瘤区与临床靶区的形状不一致性大，常规照射技术很难达到高剂量区与靶区的形状一致，而且局部控制率与剂量呈明显的正相关性；鼻咽癌器官移动小、易固定，具备精确放射治疗的可行性。

鼻咽癌的肿瘤区（GTV）包括鼻咽原发肿瘤，咽后淋巴结和所有的颈部转移淋巴结，转移淋巴结是根据临床检查和影像学检查的证据确定的。根据受累的危险程度的不同，CTV1代表高危区，CTV2代表低危区。CTV1包括整个鼻咽、咽后淋巴结区域、斜坡、颅底、咽旁间隙、翼腭窝、蝶窦、鼻腔和上颌窦后1/3。CTV2包括没有转移淋巴结的颈部淋巴引流区，上颈转移淋巴结较小而且少，下颈淋巴引流区也可按低危区处理。靶区的处方剂量和剂量规定：早期病例，GTV2的靶区剂量为70 Gy，局部晚期病人剂量可以为74 Gy，或者70 Gy后根据具体残存肿瘤情况，选择合适的治疗手段进行补量。

随着分子生物学的发展和检测手段的不断进步，鼻咽癌预后的一些相关基因逐渐被研究者认识。到目前为止，研究的结果还是令人振奋的，靶向治疗为鼻咽癌的治疗又提供了一个新的方式。但是，在目前的临床应用中，还需积累经验和观察远期疗效。

（五）预后因素

预后因素包括病人相关性因素：年龄、性别、行为状态评分、人种、治疗前血红蛋白水平；疾病相关因素：分期、病理类型、原发肿瘤的体积、颅底和脑神经受侵、咽旁间隙受侵等；治疗相关因素：放疗的方式、总剂量、化疗与否等，以上因素均对预后有影响。

二、头颈部鳞癌

（一）流行病学和病因

头颈部恶性肿瘤占恶性肿瘤发病率的第 6 位，主要包括口腔癌、口咽癌、下咽癌、喉癌、鼻腔鼻旁窦癌等。其中，口腔包括唇、舌、颊黏膜、齿龈、硬腭、口底、磨牙后区等，口咽包括舌根、软腭和扁桃体，下咽包括梨状窝、环后区和咽后壁，喉腔包括声门上、声门和声门下，鼻腔鼻旁窦包括鼻腔、上颌窦、筛窦、蝶窦。目前较公认的病因可能与过度的烟酒刺激有关。下咽癌和喉癌发生上消化道/呼吸道第二原发癌的概率较大，在临床诊治中需注意。

（二）病理和临床表现

头颈部恶性肿瘤常见的病理类型以鳞癌为主，少见的病理类型有小涎腺来源的腺癌，以及恶性黑色素瘤、恶性淋巴瘤和软组织肉瘤等。早期黏膜病变仅感觉黏膜粗糙，或表现为几乎无症状的表浅的结节，或较软、较表浅的溃疡。晚期病变常常浸润深部结构如肌肉和骨，与周围器官粘连固定，导致疼痛、影响病人讲话，可出现吞咽困难、咽痛、声嘶、憋气及痰中带血等症状。头颈部浅淋巴管的引流方向一般较为规律，由上到下。各部位间淋巴管的交通十分丰富，表现在皮肤与皮肤、皮肤与黏膜之间。

（三）诊断和分期

头颈部鳞癌的诊断依赖仔细的临床检查，包括触诊、望诊以及间接咽喉镜、鼻咽镜、纤维导光镜等，确诊仍需组织病理学证实。原发灶处的 CT/MRI 检查可帮助确定病变范围以帮助明确分期，应行除外原发于上消化道/上呼吸道的第二原发癌的检查，这些检查包括直接或间接的头颈部黏膜检查、气管镜、胸部 CT、食管镜或下咽、食管造影等。目前较常采用的肿瘤淋巴结转移（TNM）分期为 2010 年第 7 版国际抗癌协会（UICC）分期。

（四）治疗

头颈部鳞癌的治疗对功能及美容的要求均较高，治疗手段的选用应遵循以下的原则：既要最大可能地提高肿瘤的局部区域控制率，又要尽量降低治疗手段对器官功能损害的程度。对于早期口腔癌，无论手术或放疗均可取得较好的疗效。对于多数唇癌、舌活动部癌和口底癌的 T_1 病变，可经口腔行肿瘤切除术。对于早期口咽癌、喉癌和下咽癌，放射治疗和手术治疗的效果相似。早期病人采用放射治疗，不仅可取得治愈性效果，而且能有效地保留器官解剖结构的完整性。放疗后残存灶经手术挽救，仍可获得较好的疗效。

局部晚期头颈部肿瘤，采用放射治疗和手术的综合治疗，可提高手术的切除率，降低手术的局部复发率，提高患者的生存率。手术与放射治疗的先后顺序上，目前仍有一定的争议：国外较多主张术后放射治疗，国内则较多主张术前放射治疗。为改善局部晚期头颈部鳞癌的预后，不少研究者在探索化疗在综合治疗中的作用。有关诱导化疗，主要用于适合手术的晚期喉癌、下咽癌及口咽癌等，其目的是在保证现有治愈率的前提下，希望通过"诱导化疗+放射治疗"一方面获得和根治性手术一样的效果，另一方面又最大可能地保留器官的功能。对诱导化疗反应不佳的病变，应以手术治疗为主，诱导化疗+根治性放疗可以替代根治性手术+术后放疗。

手术后切缘阳性或切缘安全界不够，可再次手术切除或行术后放疗；病理提示肿瘤侵及血管 7 淋巴管、肿瘤浸润深度大于 5 mm、淋巴结包膜受侵或侵及周围软组织时应行术后放疗或同步放化疗（对于术后放疗可能出现严重并发症的高危病例，也可仅采用化疗）。

（五）疗效

早期口腔癌五年生存率：T_1 病变约为 80%~90%，T_2 约为 50%。无论手术或放射治疗对 T_3、T_4 病变的局部控制率都较低，约为 25%~30%。对于晚期病变，特别是 N_2、N_3 的病例生存率与分期及淋巴结转移有关。扁桃体癌放疗后的病人总体五年生存率在 32.4%~83%。病变至晚期，放疗的治疗效果则有较明显的下降，为 20%～60%。舌根癌放疗后总的五年生存率可达 40%～60%。早期声门癌单纯放射治疗的五年生存率在 T_1N_0 为 80%～95%，T_1N_0 为 65%～85%，若放射治疗失败，经手术挽救的最终五年生存率 T_1 可高达 90%～100%，T_2 可达80%～90%。声门上区癌的放射治疗效果不如声门癌。早期声门下癌单纯放疗的五年生存率 40%～50%，中、晚期者因常伴程度不等的气道梗阻，故处理方法以手术为主，少有单纯放疗的情况。

三、肺癌

（一）流行病和病因

肺癌是世界范围内为最为常见的恶性肿瘤之一，根据来自全国肿瘤防治办公室的报告，国内肺癌的发病率和死亡率占城市恶性肿瘤的首位，发病率男性49.27/10 万，女性 21.66/10 万，吸烟、大气污染等是主要的病因。

（二）病理和临床表现

肺癌分为非小细胞肺癌和小细胞肺癌两种主要类型，其中非小细胞肺癌分为腺癌、鳞癌、大细胞癌等，近期国际肺癌研究联合会、美国胸科协会及欧洲呼吸协会进一步将腺癌细分为多个亚型。咳嗽、咳痰、胸闷气短是最常见的肺癌初发症状，肿瘤侵犯严重时出现声带麻痹、膈肌麻痹、Horner 综合征、吞咽困难、上腔静脉综合征、Pancoast 综合征等症状，另外常出现的副肿瘤综合征包括：全身症状、皮肤症状、内分泌或代谢症状、血液病症状、神经症状等。

（三）诊断和分期

结合吸烟史和上述相关症状等，予以胸部 X 线/CT/MRI、全 PET/CT 检查，进一步明确肿瘤分期。病理诊断主要依靠痰细胞学以及纤维光导支气管镜、经皮或导向下针吸活检原发病灶，有时可以通过纵隔镜、胸腔镜、超声波引导下穿刺淋巴结明确病理。目前肺癌分期常用 2010 年第 7 版美国癌症联合会（AJCC）分期。

（四）治疗

早期非小细胞肺癌标准的治疗是外科手术，有严重的内科并发症不能手术或拒绝手术的病人，放射治疗被认为是标准的治疗模式。国际上开展了多个前瞻性研究提示早期非小细胞肺癌立体定向放射治疗后局部控制率达到 80% 以上，生存率在 50% 以上。小样本的随机对照 Ⅲ 期临床研究，比较立体定向放射治疗与外科手术治疗，结果提示两者疗效接近。

同步放化疗是局部晚期非小细胞肺癌的标准治疗方法，中位生存在 18~26 个月，总的五年生存率在 20% 左右。

临床诊断的非小细胞肺癌中，仅 20% 的病例能够行根治性手术切除，治疗失败的原因主要是局部复发和（或）远处转移。为提高局部控制率和生存率，术后放射治疗被广泛应用 N_2（ⅢA 期）病例的病例，N_1 术后放疗存在争议。

小细胞肺癌常按照国际肺癌研究会一致通过的经修订的小细胞肺癌临床分期标准，分为局限期：病变限于一侧胸腔，有/无同侧肺门、同侧纵隔、同侧锁骨上淋巴结转移，可合并少量胸腔积液，轻度上腔静脉压迫综合征；广泛期：凡是病变超出局限期者。仅对临床分期 $T_{1~2}N_0$ 的病变，对纵隔进行分期检查阴性（纵隔镜或 PET/CT）病例行选择性肺叶切除和纵隔淋巴结清扫或取样手术，根据术后病理分期选择术后化疗或化放疗。对于其他局限期病人，化疗/放疗综合治疗是局限期小细胞肺癌的基本治疗模式。同时有研究结果显示，延迟放疗会使治疗疗效减弱。及早地同步放化疗是标准治疗手段，若采用序贯化放疗，建议诱导化疗以 2 个周期为宜。广泛期病人应以化疗为主，根据病人的一般情况，病变累及的范围以及对全身化疗的反应，选择性地给予胸部放疗或转移部位的姑息放疗，如脑转移、骨转移、上腔静脉压迫综合征等。

脑是小细胞肺癌常见的转移部位，脑转移的发生率高达 50%。多个研究和分析提示脑预防照射能够降低完全缓解的小细胞肺癌病例的脑转移发生，同时脑预防照射能够提高总生存率和无病生存率。

四、食管癌

（一）流行病学和病因

我国是食管癌的高发国家，太行山以北的发病率最高。迄今为止还没有确定引起食管癌的确切病因，通常认为是多因素协同作用所致，相关因素有：亚硝胺、真菌感染、营养不足、维生素和微量元素缺乏、饮酒、吸烟等。

（二）病理和临床表现

食管癌主要以鳞癌为主，国外近几年腺癌的发病率逐年上升，其他如小细胞癌、肉瘤相对少见。早期食管癌的症状多为非特异性，时隐时现，多数病人没有重视而延误病情。临床上常见的症状为：吞咽食物哽咽感、胸骨后不适或闷胀。中晚期食管癌最常见的典型症状为进行性吞咽困难，常见的伴随症状包括声音嘶哑、颈部和（或）锁骨上肿物。

（三）诊断和分期

食管癌的诊断需结合症状、食管造影检查、食管 MRI 和 CT 扫描、食管镜及病理诊断。近年来，食管内镜超声对食管癌分期的确定特别是非手术食管癌治疗前的分期有明显的帮助。食管癌不同期别是影响预后的主要因素，提出的分期标准仅适合于外科病理分期，对于非手术病例的分期尚缺乏公认的、较一致的分期标准。

（四）治疗

目前有效治疗食管癌的公认方法有：手术、放疗和综合治疗。根据病期早晚、病变部位、年龄大小、一般状态来决定治疗方法。手术治疗为首选治疗，能行根治性手术治疗的病人仅占全部病人的1/4。放射治疗是目前食管癌主要的、有效的、安全的治疗手段之一，适应证包括早期或病期能手术而因内科疾病不能或不愿手术者；对局部病期偏晚又没有淋巴结转移者，可先行术前放疗或术前同步放化疗，随机研究显示结果可提高切除率并降低淋巴结转移率，使部分不能手术病人获得成功手术的机会，特别是使放疗后病理反应程度为重度甚至无癌者的生存率明显提高；中晚期无法手术者，可行根治性或姑息性放射治疗，多个Ⅲ期研究提示同步化疗能进一步改善疗效；术后预防性放射治疗的应用目前国际上没有肯定的结论，国内主要用于术后病理分期 T_3/T_4 和淋巴结阳性病人。

近年来，调强放射治疗成为食管癌放射治疗的主流技术。可见肿瘤靶区（GTV）用于影像学、内镜［食管镜和（或）腔内超声］可见的原发灶以及转移淋巴结。CTV 包括在 GTV 左右前后方向均放 0.5 cm，上下界在 GTV 上下各外放 3~5 cm，并包括预防照射的淋巴引流区，上段包括锁骨上淋巴引流区、食管旁、2 区、4 区、5 区、7 区，中段包括食管旁、2 区、4 区、5 区、7 区的淋巴引流区下段包括食管旁、4 区、5 区、7 区和胃左、贲门周围的淋巴引流区。计划靶区（PTV）：在 CTV 基础上各外放 0.5 cm。放疗剂量：95% PTV 50~60 Gy/30 次。常规分割放疗后的五年生存率令人失望，为 10%~15%，研究结果表明后程加速超分割放射治疗取得了较好的五年生存率。

五、乳腺癌

（一）流行病学和病理

乳腺癌是女性最常见的恶性肿瘤，我国最新的流行病学调查显示：我国女性乳腺癌发病率为 25.89/10 万，死亡率在女性恶性肿瘤中排第 4 位。乳腺癌病理类型复杂，主要包括非浸润性癌（导管内癌、小叶原位癌）、早期浸润性癌、浸润性癌（非特殊型和特殊型癌）。乳腺浸润癌中以浸润性导管癌最常见，约占 63%，其次为浸润性小叶癌，约占其他少见癌如黏液癌、髓样癌、小管癌、乳头佩吉特病等。

（二）诊断和分期

早期乳腺癌常常在 B 超和钼靶体检时发现，局部扩展可侵及皮肤，引起皮肤粘连，水肿（橘皮样症）、卫星结节或溃疡。乳腺癌诊断包括体检、影像以及组织病理学检查，体检包括对皮肤、乳腺腺体和淋巴结（腋窝、锁骨上和颈部）仔细地视诊和触诊。

（三）治疗

乳腺癌治疗以手术治疗为主，早期乳腺癌以保乳术为主，术后辅以全乳腺放疗和化疗或内分泌治疗；中晚期乳腺癌先行诱导化疗，后行保乳术或乳腺癌改良根治术，术后根据病理行放疗和化疗。腋窝淋巴结的处理：临床阴性病人行前哨淋巴结活检，若前哨淋巴结阳性，行腋窝清扫，临床阳性病人直接行腋窝清扫术。

早期乳腺癌保乳治疗的原理是用手术切除乳腺原发病灶，用中等剂量放疗控制乳腺内亚临床病灶，达到与改良根治术相同的疗效，但保留完整的乳房，有很好的美容效果及功能。

大量文献资料证明这种综合疗法，无论在长期生存率方面，还是在局部控制率方面，其疗效和根治术或改良根治术均相同。保乳术后放疗，腋窝淋巴结无转移或转移淋巴结为 1~3 个者只照射乳腺及胸壁，腋窝淋巴结大于或等于 4 个转移应照射乳腺、胸壁锁骨上和腋顶淋巴结。腋窝淋巴结仅做低位取样者，淋巴结有转移时应照射腋窝全部。对内乳淋巴结的照射目前尚无一致意见。对乳腺原发灶区作追加剂量照射可改善局部控制。全乳腺切线野照射剂量为 45~50 Gy，4.5~5.5 周，每天一次，如原发肿瘤已彻底切除，对原发病灶区再追加照射 10 Gy；如原发肿瘤切除不彻底，追加照射剂量为 16~26 Gy。近几年，随着大分割的广泛开展，大分割逐步成为早期乳腺癌保乳术后放疗的主流分割模式。

乳腺癌根治术后普遍接受辅助性化疗或内分泌治疗，术后放疗主要适用于局部和区域淋巴结复发高危的病人，即 T_3 或腋窝淋巴结阳性大于或等于 4 个病人，或 1~3 个淋巴结阳性但腋窝淋巴结检测不彻底者；而 1~3 个淋巴结阳性、腋窝淋巴结检测彻底者是否也应行术后放疗，有待研究确定。乳癌术后放疗靶区主要包括胸壁和锁骨上下区，内乳区照射存在争议，一般不推荐。目前主张术后放射治疗的剂量以 50 Gy/5 周为宜。

六、淋巴瘤

（一）流行病学和病因

恶性淋巴瘤是指原发于淋巴系统的一组疾病，来源于 B 淋巴细胞、T 淋巴细胞或自然杀伤（natural killer，NK）细胞的非正常克隆性增殖，包括霍奇金淋巴瘤（Hodgkin lymphoma，HL）和非霍奇金淋巴瘤（non‐Hodgkin lymphoma，NHL）两大类。全球范围内，澳大利亚、北美、西欧和太平洋岛国的发病率最高，而东欧、亚洲和中国的发病率较低。最近几十年，NHL 的发病率有明显的上升趋势。中国淋巴瘤发病率低于西方国家，NHL 多于 HL，原发结外 NHL 多见，NK/T 细胞淋巴瘤多见。有多种因素和恶性淋巴瘤的发生相关，例如肿瘤家族史、免疫缺陷、环境因素、自身免疫性疾病和感染等。

（二）病理和临床表现

国际淋巴瘤研究组于 1994 年提出了新的修正欧美淋巴瘤分类（REAL），此后，WHO 根据 REAL 分类原则对 NHL 的病理分类做了进一步修改。WHO 和 REAL 分类先将恶性淋巴瘤分成 HL 和 NHL 两大类，HL 分为结节性淋巴细胞为主型和经典型 HL 两类。NHL 根据细胞来源分为 B 细胞淋巴瘤和 T/NK 细胞淋巴瘤两大类。T 细胞和 B 细胞淋巴瘤再分为前体细胞（或淋巴母细胞）淋巴瘤和成熟（外周）细胞淋巴瘤。在 WHO 分类中，B 细胞淋巴瘤共有 13 种，T/NK 细胞淋巴瘤共有 14 种。在欧美成人结内淋巴瘤中，以 B 细胞淋巴瘤为主，占全部 NHL 的 85%；相反，儿童结内淋巴瘤以 T 细胞淋巴瘤为主，占 65%。REAL 和 WHO 分类已在国际上得到广泛应用。淋巴瘤临床表现以局部症状和全身症状为主，局部症状一般受原发部位影响，全身症状包括发热、盗汗、体重下降等，又称之为 B 组症状。

（三）诊断和分期

准确的临床诊断和分期是确定治疗方案的前提，诊断主要以病理诊断为主，临床上考虑为淋巴瘤的病人均应完整切除淋巴结，再行病理检查。同时，询问完整病史、体格检查、实验室检查、血清中相关抗体检测（抗 HIV、抗 EBV）和胸片、全身 CT、骨髓活检和（或）骨髓穿刺、心电图等，其他选择性检查包括：胃肠道钡餐检查、内镜检查、静脉肾盂造影、同位素骨骼扫描、骨骼 X 光片、腰椎穿刺与脑脊液检查、剖胸探查术、镓扫描、渗出液细胞学检查、PET 和 PET/CT 检查等。

（四）治疗

恶性淋巴瘤的治疗手段包括化疗、放疗、免疫治疗、放射免疫治疗、抗感染治疗等。放射治疗是早期低度恶性淋巴瘤的根治性治疗手段，对于某些侵袭性 NHL 如鼻腔 NK/T 细胞淋巴瘤，Ⅰ~Ⅱ期以放疗为主可取得好的疗效。化疗和放疗综合治疗是大部分早期侵袭性淋巴瘤的主要治疗手段，如弥漫性大 B 细胞淋巴瘤、Ⅲ级滤泡淋巴瘤、原发纵隔 B 细胞淋巴瘤和预后不良的Ⅰ~Ⅱ期、Ⅲ~Ⅳ期 HL 等。对于晚期低度恶性的淋巴瘤和任何期别的高度侵袭性 NHL 如 T/B 淋巴母细胞淋巴瘤、伯基特淋巴瘤和套细胞淋巴瘤，化疗是主要治疗手段。

采用放射治疗为主要治疗手段的恶性淋巴瘤包括：Ⅰ~Ⅱ期结节性淋巴细胞为主型 HL、Ⅰ~Ⅱ期Ⅰ~Ⅱ级滤泡淋巴瘤、Ⅰ~Ⅱ期小淋巴细胞淋巴瘤和Ⅰ~Ⅱ期结外黏膜相关淋巴瘤。另外，局限期原发皮肤淋巴瘤如蕈样霉菌病、皮肤滤泡中心细胞淋巴瘤、皮肤间变性大细胞淋巴瘤等，由于病变局限，病程进展缓慢，放疗是主要治疗手段，放射治疗可取得较好的长期生存率。

（五）预后

NHL 的预后和疾病本身及病人状态两大类因素有关。肿瘤相关因素包括病理类型、临床分期、部位、肿瘤大小、原发肿瘤侵犯范围、乳酸脱氢酶（LDH）指标等，病人相关因素包括年龄和一般状态等。国际预后指数（international prognostic index，IPI）对判断 NHL 的预后有非常重要的指导意义，已广泛地应用于中高度恶性、低度恶性、弥漫性大 B 细胞淋巴瘤、间变性大细胞淋巴瘤和韦氏环 NHL 的预后。根据 IPI 进行分层，可以指导临床治疗或临床研究。年龄大于 60 岁、LDH 高于正常、一般状况Ⅱ~Ⅳ级、Ⅲ/Ⅳ期和 1 个结外器官受侵属于预后不良因素。HL 的预后因素包括：血红蛋白小于 5 g/dl、白细胞计数大于或等于 15000/mm³、淋巴细胞计数小于 600/mm³ 或小于白细胞的 8%、男性、年龄大于或等于 45 岁、Ⅳ期、血清白蛋白小于 4 g/dl。

七、直肠癌

（一）流行病学和病因

直肠癌是常见的恶性肿瘤，在欧美国家直肠癌的发病率很高，据我国肿瘤防办的 2014 年统计，结直肠癌发病率在男性肿瘤中为第 5 位，18.75/10 万，女性的发病率为第 3 位，13.63/10 万。近年来，由于生活水平的提高，直肠癌在我国的发病率有明显上升趋势。遗传病学和流行病学的研究表明，结直肠癌的发病原因与环境因素、生活方式和遗传因素有密切关系，是多因素相互作用的结果。

（二）病理和临床表现

直肠癌最常见病理类型以腺癌为主，少见淋巴瘤、黑色素瘤等。通常直肠被人为分为 3 段：齿状线上 5 cm 为直肠下段，5~10 cm 为中段，10~15 cm 为上段。直肠癌的症状主要是：大便习惯改变以及大便性状的改变、大便困难或大便带血、肛门疼痛或肛门下坠等。

（三）诊断和分期

分期检查包括详尽的病史检查、仔细的体格检查、影像学检查以及病理检查、直肠指诊、肠镜、超声内镜、MRI、胸腹 CT 等。目前，TNM 分期成为最常用的分期方法。

（四）治疗

直肠癌的治疗是多学科的综合治疗，手术是直肠癌首选的治疗手段。对于早期低位 T_1N_0 直肠癌，如果无不良病理因素，无论单纯放射治疗还是单纯肿物切除术均可以达到满意的局部控制率。分期为 T_2N_0，或 T_1N_0 伴有不良病理预后因素者，如肿物大于 3~4 cm、环周大于 40%、分化程度差、溃疡或浸润生长、切缘阳性和侵犯血管/淋巴管时，应在局部保守治疗后给予全盆腔的外照射±化疗，以降低局部/区域复发率。而 T_3 病变，除非病人无手术适应证，一般不推荐行保守治疗。

可手术切除的直肠癌指 Ⅱ ~ Ⅲ 期的直肠癌，其综合治疗方法包括：术前放射治疗/术前同步放化疗（5FU/希罗达为主）、术后放射治疗/术后同步放化疗。术前放射治疗的优点是：减少手术中肿瘤的种植，使肿瘤缩小、使淋巴结转移数目减少以降低分期；对于低位直肠癌，术前放射治疗可以增加保留肛门括约肌手术的可能性，从而提高病人的生活质量；由于未手术前小肠在腹膜返折线上，且未粘连固定，所以术前放射治疗导致小肠不良反应比较低；由于腹盆未行手术，无瘢痕形成，肿瘤细胞氧合好，对放射治疗更敏感。但是，由于术前不能准确分期，术前放射治疗可能使一部分不必进行放射治疗的早期病人（$T_{1\sim2}N_0M_0$）进行了过度治疗。术后放疗的优点在于有准确的病理分期，避免了 $T_{1\sim2}N_0M_0$。病人的不必要照射，但不利点在于由于术后腹盆解剖结构的破坏，术后可能照射了更多的小肠；术后瘢痕的出现使瘤床在术后潜在乏氧；腹会阴联合切除术时需包括会阴手术瘢痕，照射野大，毒副作用较多。由于根治术后单纯放疗未提高生存率，术后同步放化疗对比术后单纯放疗的多个随机研究结果均显示，术后同步化放疗不仅可以提高无病生存率和总生存率，同时可以降低局部区域复发率。术后同步化放疗时，放疗应尽早进行，延迟放疗将降低治疗疗效。德国随机对照研究比较了可手术切除直肠癌术前同步化放疗和术后同步化放疗的疗效，结果表明术前同步放化疗组显著提高了保肛率。另外，需引起人们注意的是术前同步化放疗组的急性和长期毒副作用显著低于术后同步化放疗组，术前同步化放疗未提高患者吻合口瘘、术后出血和肠梗阻的发生率，虽然伤口延迟愈合高于术后同步化放疗组，但未达到统计学差别。

局部肿瘤巨大、浸润盆壁、肿瘤固定、失去了手术切除机会的直肠癌患者通过放射治疗/同步放化疗，可以使局部病变分期降低，获得手术机会，而对放射治疗/同步放化疗无反应的病人，则治疗仅为姑息性，治疗的目的仅为缓解症状，提高病人的生活质量。

八、前列腺癌

（一）流行病学与病因

前列腺癌是欧美男性最常见的恶性肿瘤。在美国男性肿瘤中，前列腺癌发病率为第 1 位，占癌症死亡原因的第 2 位。在中国，前列腺癌较少见，随着人均寿命的延长和前列腺特异性抗原（prostate specific antigen，PSA）检查的广泛应用，发病率有上升趋势。最新的统计显示，我国前列腺癌的发病率位于男性肿瘤第10 位。前列腺癌的发生可能和遗传、激素水平和雄激素受体有关，其病因和环境、社会和饮食等因素有关。

（二）病理、Gleason 分级和临床表现

前列腺恶性肿瘤的病理类型分成上皮和基质细胞来源两大类，上皮肿瘤除前列腺腺癌外，还包括鳞癌和移行上皮癌等，非上皮来源恶性肿瘤包括脂肪肉瘤、血管肉瘤和恶性淋巴瘤等。腺癌占 95% 左右。前列腺癌肿瘤分级与预后关系密切，最常用的分级方法为 Gleason 评分。2~4 分表示分化好的腺癌，5~6 分为中分化腺癌，7 分为中低分化腺癌，8~10 分为低分化腺癌。Gleason 分级和肿瘤的临床分期、淋巴结转移率、总生存率和癌症专项生存率密切相关，是影响前列腺癌的重要预后因素。早期前列腺癌常无症状，肿瘤增大时压迫邻近器官和组织，最主要的临床症状为无特异性尿路症状。晚期前列腺癌可以出现远处器官转移的症状，如骨转移疼痛、病理性骨折、大便困难等。

（三）诊断和分期

前列腺癌的临床分期检查包括：病史询问，体格检查和直肠指检，血液生化、PSA、酸性磷酸酶检查，胸片、腹盆腔 CT 或 MRI 和骨扫描等。超声引导下前列腺穿刺活检在临床得到广泛应用，可经会阴或直肠穿刺。为了更好地诊断肿瘤，必须做系统穿刺活检。前列腺癌最常用的临床分期是 TNM 分期。

（四）治疗

根据临床分期、PSA、Gleason 分级和年龄，将前列腺癌分成早期（局限期）

前列腺癌和晚期（转移性）前列腺癌，前列腺癌的治疗原则也据此而定。早期前列腺癌定义为肿瘤局限于前列腺，无转移淋巴结或远处转移。再将早期前列腺癌分成低危、中危和高危3组，低危局限期前列腺癌的治疗应考虑局部根治性治疗手段，包括根治性前列腺切除术或根治性放疗（粒子植入）。由于前列腺癌自然病程长，根据年龄和预期寿命，部分低危组的病人可密切随诊；中危病人行根治性前列腺切除术加术后辅助性放疗，术后放疗需考虑高剂量照射或者高剂量根治性放疗（外照射联合粒子植入）；高危病人或局部晚期前列腺癌考虑放疗联合长程内分泌治疗，较单纯放疗相比，提高了无生化失败率、无病生存率和总生存率，降低了局部区域复发率和远处转移率。放疗联合新辅助或辅助性内分泌治疗的疗效相同。转移性前列腺癌的治疗主要为内分泌治疗，辅以姑息性放疗，改善其局部控制率和缓解症状。

前列腺癌根治术后放疗适应证包括：病理切缘阳性；前列腺包膜受侵、病理T_3或T_4；术后PSA持续增高；精囊受侵。近几年，前列腺癌的大分割放疗应用逐渐广泛。治疗体位为仰卧或俯卧位，体模固定，定位和治疗时排空膀胱和直肠，以减少前列腺的活动。

九、宫颈癌

（一）流行病学和病因

宫颈癌是女性常见的恶性肿瘤，我国最新的统计数据提示宫颈癌在女性常见的恶性肿瘤中排第5位。由于卫生知识的普及和防癌普查的开展，宫颈癌的发病率逐年下降。宫颈癌的确切病因尚不清楚。乳头状瘤病毒、早婚、早育、多产、宫颈创伤、性生活紊乱、包皮垢刺激及激素失调等，均可能增加宫颈癌患病概率。

（二）病理和临床表现

宫颈癌常见病理类型以鳞癌为主，占90%以上，少见腺癌和混合癌。早期宫颈癌大多无任何症状，晚期宫颈癌最常见的症状是阴道不规则出血和白带增多、腹痛等。

（三）诊断和分期

宫颈癌的分期检查包括病史询问、妇科查体、阴道镜、宫腔镜、MRI 等，宫颈/阴道细胞学涂片检查是发现早期宫颈癌的主要手段，组织活检可进一步证实。目前广泛采用的是国际妇产科联盟提出的宫颈癌国际临床分期标准为国际妇产科联合会（FIGO）分期。

（四）治疗

宫颈癌的治疗主要包括手术、放射治疗及综合治疗。早期宫颈癌病人（Ⅰ~ⅡA）单纯根治性手术与单纯根治性放疗两者治疗效果相当，对于具有高危因素的早期宫颈癌病人，术后辅助放化疗被大多数人所采用。对于ⅡB 以上的中晚期宫颈癌，多个随机研究结果表明，以顺铂为基础的同步放化疗较单纯放疗提高了患者的生存率、降低了死亡风险，同步放化疗已成为中晚期宫颈癌治疗的标准模式。

放射治疗是宫颈癌的主要治疗手段，宫颈癌的放射治疗以腔内照射配合体外照射的方法应用最普遍。腔内照射主要照射宫颈癌的原发区域，外照射主要照射宫颈癌的盆腔蔓延和转移区域。各期宫颈癌放射治疗的五年生存率在 50%~70%，除临床分期对疗效有明显的影响以外，还有贫血、宫腔积脓、盆腔感染、输尿管梗阻、宫颈腺癌等。

十、软组织肿瘤

（一）流行病学和病因

软组织肉瘤的发病相对少见，软组织肉瘤的年发病为 1.5/10 万~2.0/10 万，在儿童恶性肿瘤中较成年人构成比为高。有关病因包括环境因素（化学物质的职业暴露、临床医源性辐射、慢性淋巴水肿、肢体慢性感染）和遗传学因素。

（二）病理、分级和临床表现

目前应用最广泛的组织学分类是 WHO 颁布的软组织肉瘤分类系统，共包括有超过 100 种的软组织肉瘤的分型细目，肉瘤分为骨肉瘤和软组织肉瘤，软组织肉瘤进而分为来源于内脏（胃肠和泌尿生殖器官等）和非内脏来源如头颈、躯干和四肢的肌肉、筋腱、脂肪、胸膜、滑膜和结缔组织等。通常可依据显微镜下组织结构和细胞特征描述来进行分型，电子显微镜、免疫组化方法和细胞遗传学标志性异常成为重要辅助手段。从组织学类型的分布来看，最常出现的类型是恶性纤维组织细胞瘤和脂肪肉瘤，其次为滑膜肉瘤、纤维肉瘤、平滑肌肉瘤、恶性外周神经鞘瘤、胚胎性横纹肌肉瘤等。

组织学的分化程度（分级）被一致认为是判断软组织肉瘤远处转移相对危险度和肿瘤相关死亡的最重要的预后因素。目前，常用的分级系统为美国国立癌症研究所（National Cancer Institute，NCI）系统，主要基于细胞型或亚型、发生部位和肿瘤的坏死程度来确定分级，分为 3 级：G_1，分化良好的黏液型脂肪肉瘤；皮下黏液型恶性纤维组织细胞瘤；有丝分裂小于 1 个/10HPF、无坏死及出血区、分化良好的恶性血管外皮细胞瘤；分别表现为分化良好特征、无多形性形态、无坏死、低分裂活性小于 6 个有丝分裂象/10 HPF、人字形或束状排列的纤维肉瘤和平滑肌肉瘤。G_2，表现为神经纤维瘤特征、高细胞构成、分裂象小于 6 个/10 HPF 的恶性外周神经鞘瘤；还包括较少细胞构成、未发现分裂活性、均一黏液型的软骨肉瘤。G_3，包括有骨外 Ewing 肉瘤、PNET、骨外骨肉瘤、间质软骨肉瘤和恶性三硝基甲苯肿瘤。

软组织肉瘤可发生于机体几乎所有部位，最常见于四肢，以下肢为主，腹膜后或胸腹腔次之，头颈部少见。四肢及躯干的软组织肉瘤多表现为数周或数月的渐进增大的无痛性肿块，发生于头颈部的肉瘤则在早期就可能出现邻近结构受侵的症状。

（三）诊断和分期

完整分期的依据包括家族史、特殊物质的接触史和辐射的暴露史，肿块所在部位体格检查，包括肿物本身的特征和与周围神经、血管、骨关节、肌肉的筋膜以及皮肤的关系，相应的淋巴结区。全血细胞计数、血液生化及肝肾功能状态的检查、病变部位应有 CT 或 MRI 影像学检查，同时完善全身检查排除转移。组织病理学的诊断具有决定性的意义，对无症状、持续、渐增达 5 cm 的软组织肿块，均应给予组织学的检查。活检方式采用套针的穿刺取材活检完成诊断，表浅病变可在触摸下完成操作，而深部病变则常需在影像学的引导下来完成。目前推荐使用 AJCC 修订颁布的第 7 版 TNM 分期系统用于软组织肉瘤的临床分期，并将组织学分级（G_1~G_4）作为重要的分期依据。

（四）治疗

对于肢体和躯体大部分软组织肉瘤，尤其位置较深，直径超过 5 cm，组织学中-高分级的病人，首先推荐保肢局部扩大切除术，辅助以术前放射治疗的模式，改善局部控制。对于无残余瘤（RO）状态，放疗认为是有价值的；对于腹膜后和胸腹腔软组织肉瘤，手术联合术后放射治疗是目前常用手段。对于大肿瘤、深部位、组织学高分级和疗后首次复发的病人常推荐化疗，但存在一定争论。

十一、中枢神经系统肿瘤

（一）流行病学和病因

中枢神经系统恶性肿瘤是指发生在颅内和椎管内的肿瘤，分原发和继发两大类。我国原发性中枢神经系统恶性肿瘤发病率在 3/10 万左右，但死亡率占男性恶性肿瘤死亡的第 8 位，占女性恶性肿瘤死亡的第 10 位。颅内、椎管内肿瘤均可发生于任何年龄。颅内肿瘤以 20~50 岁最常见。原发性中枢神经系统恶性肿瘤的病因不明。

（二）病理和临床表现

原发中枢神经恶性肿瘤按 WHO 分类，分为神经上皮组织肿瘤：星形细胞瘤、少突胶质细胞瘤、混合胶质细胞瘤、室管膜肿瘤、脉络丛肿瘤、来源不明的神经上皮肿瘤、神经元和混合神经元胶质细胞肿瘤、神经母细胞瘤、松果体实质肿瘤、胚胎性肿瘤；外周神经肿瘤：施万细胞瘤（神经鞘瘤）、神经纤维瘤、神经束膜瘤、恶性外周神经鞘肿瘤。其他如脑膜肿瘤、淋巴瘤、生殖细胞肿瘤等。浸润性生长的肿瘤和非浸润性生长的肿瘤的临床表现有所不同。主要表现为颅高压三联征（头痛、呕吐、视盘水肿）以及神经系统定位症状。

（三）诊断

原发中枢神经系统恶性肿瘤的诊断主要依靠 CT 和 MRI，表现为增强效应、水肿和坏死。磁共振波谱分析也逐步应用于临床，仍然需要组织病理的明确以明确诊断。

（四）治疗

原发中枢神经系统恶性肿瘤的治疗需考虑病人年龄评分、病理，并且需要如影像诊断、神经外科、神经放射治疗、神经病理等多学科专家会诊，以确定正确诊治方案。手术主要用于获得组织学诊断、减轻肿块的占位效应、缓解临床症状。强调最大安全限度切除肿瘤是最适度减少肿瘤细胞和保持功能的方法。一般而言肿瘤切除比率越高，生存率越高。激素适用于高颅压、神经系统症状等情况，需注意毒副作用。

高级别胶质瘤术后放疗是常规，目前推荐同步和辅助替莫唑胺（TMZ）化疗；若不能手术或病人拒绝手术，也可做单纯放疗。完全切除和近全切除的毛细胞星形细胞瘤或 I 级星形细胞瘤不做术后放疗，次全切除术后或活检术后立即开始放疗。成人低度恶性星形细胞瘤全切术后，多数学者主张放疗。儿童毛细胞型星形细胞瘤完全切除可不放疗。术后观察完全切除的低度恶性少突胶质瘤，无症状、次全切除的小肿瘤可继续观察，对于病灶大、未完全切除或症状未缓解的需做术后放疗。恶性少突胶质瘤和混合性恶性少突胶质瘤应常规术后放疗。其他放射治疗（适合）的适应证包括中枢神经系统淋巴瘤、生殖细胞肿瘤、脑膜瘤等。原发中枢神经系统恶性肿瘤放射治疗技术目前主要采用调强放射治疗和立体定向外科治疗。

十二、姑息放疗

姑息治疗主要包括症状处理（如骨转移、脑转移、内脏转移等），生理、社会心理问题，家庭以及社会的支持问题。姑息治疗着重于生活质量的提高，姑息性放射治疗能够很好地缓解恶性肿瘤病人的晚期症状，主要应用在骨转移、脑转移以及内脏转移方面。

疼痛是骨转移的主要症状，约75%的骨转移者有此症状。大部分恶性肿瘤骨转移病人的中位生存期约3~12个月，但乳腺癌、前列腺癌和甲状腺癌等骨转移病人的中位生存期可以长达2~4年。在化疗和双磷酸盐等药物治疗基础上，应用放射治疗可以有效地治疗骨转移，主要目的是缓解或消除疼痛以及相关症状、预防骨相关事件发生、提高生存质量和延长病人生命。放疗后疼痛缓解率可高达80%~90%，完全缓解率约为50%。对于局限的、数目较少的骨转移病人，采用局部外照射可取得良好的疗效。广泛而弥散的骨转移病人在全身治疗基础上，可考虑应用半身放疗和全身放射性核素治疗。骨转移放疗技术的选择取决于治疗的部位，原则是采用最少、最小的治疗获得最大疗效，避免治疗相关并发症。骨转移癌病人如果一般情况欠佳、活动困难、合并广泛的骨外转移或预期生存寿命较短，单次80%照射是恰当的选择。若病人一般状况较好、骨转移比较局限而且预期生存寿命较长，推荐采用分次照射（如300 Gy/10次）以降低疗后的再治疗率。对于原发灶控制较好的局限骨转移病变，建议采用适形调强、立体定向等先进的放疗技术，提高肿瘤剂量并降低对周围重要器官的损伤。

随着肿瘤治疗以及影像学的进步，恶性肿瘤病人存活时间延长，脑转移越来越多地被发现。

第四章 胃 癌

胃癌是指源于胃黏膜上皮细胞的恶性肿瘤，绝大多数是腺癌。胃癌占胃部恶性肿瘤的95%以上。2014年世界卫生组织（WHO）癌症报告显示60%的胃癌病例分布在发展中国家，就地理位置而言，日本、中国等东亚国家为高发区。近年来我国胃癌发病率有所下降，但死亡率下降并不明显，男性和女性胃癌发病率仍居全部恶性肿瘤的第2位和第5位；病死率分别居第3位和第2位；55~70岁为高发年龄段。

一、病因和发病机制

胃癌的高风险因素包括Hp感染、慢性萎缩性胃炎、肠上皮化生、异型增生、腺瘤、残胃、吸烟、遗传等。高盐饮食、吸食鼻烟、肥胖（贲门腺癌）、胃溃疡、恶性贫血甚至酗酒也可能与胃癌发生相关，而增生性息肉或胃底腺息肉等尚不确定是否与胃癌发生相关。

在Hp感染、不良环境与不健康饮食等多种因素作用下，可由慢性炎症—萎缩性胃炎—萎缩性胃炎伴肠上皮化生—异型增生而逐渐向胃癌演变。在此过程中，胃黏膜细胞增殖和凋亡之间的正常动态平衡被打破。与胃癌发生相关的分子事件包括微卫星不稳定、抑癌基因缺失失活或因高甲基化而失活、某些癌基因扩增等。

（一）感染因素

Hp感染与胃癌有共同的流行病学特点，胃癌高发区人群Hp感染率高；Hp抗体阳性人群发生胃癌的危险性高于阴性人群。1994年WHO的国际癌肿研究机构将Hp感染定为人类Ⅰ类（即肯定的）致癌原。此外，EB病毒和其他感染因素也可能参与胃癌的发生。

（二）环境和饮食因素

第一代到美国的日本移民胃癌发病率下降约25%，第二代下降约50%，至第三代发生胃癌的危险性与当地美国居民相当，故环境因素在胃癌发生中起重要作用。此外，火山岩地带、高泥炭土壤、水土含硝酸盐过多、微量元素比例失调或化学污染等可直接或间接经饮食途径参与胃癌的发生。

流行病学研究提示，多吃新鲜水果和蔬菜可降低胃癌的发生。经常食用霉变食品、咸菜、腌制烟熏食品，以及过多摄入食盐，可增加患胃癌的危险性。长期食用含硝酸盐较高的食物后，硝酸盐在胃内被细菌还原成亚硝酸盐，再与胺结合生成致癌物亚硝胺。此外，慢性胃炎及胃部分切除者胃酸分泌减少有利于胃内细菌繁殖。老年人因泌酸腺体萎缩，常有胃酸分泌不足，有利于细菌生长。胃内增加的细菌可促进亚硝酸盐类致癌物质产生，长期作用于胃黏膜将导致癌变。

（三）遗传因素

10%的胃癌病人有家族史，具有胃癌家族史者，其发病率高于人群2~3倍。少数胃癌属"遗传性胃癌综合征"或"遗传性弥漫性胃癌"。浸润型胃癌的家族发病倾向更显著，提示该型胃癌与遗传因素关系更密切。

（四）癌前变化

癌前变化或称胃癌前情况，分为癌前疾病（即癌前状态）和癌前病变。癌前疾病是指与胃癌相关的胃良性疾病，有发生胃癌的危险性；癌前病变是指较易转变为癌的病理学变化，主要指异型增生。

1. 肠上皮化生、萎缩性胃炎及异型增生

慢性萎缩性胃炎发生胃癌是因为该病变常伴有肠上皮化生，这种病变继续发展为不典型增生，后者被认为是胃癌的前期病变。

2. 胃息肉

占人群的0.8%~2.4%。50%为胃底腺息肉、40%为增生性息肉，而腺瘤仅占10%。大于1cm的胃底腺息肉癌变率小于1%，罕见癌变的增生性息肉多发生于肠上皮化生和异型增生区域，可形成经典的高分化肠型胃癌。腺瘤则具有较高的癌变率，4 年中可有 11% 病人经过异型增生发展为胃癌。

3. 残胃炎

癌变常发生于良性病变术后 20 年，与 Billroth－Ⅰ 式相比，Billroth－Ⅱ 式胃切除术后癌变率高 4 倍。

4. 胃溃疡

可因溃疡边缘的炎症、糜烂、再生及异型增生所致。

5. Ménétrier 病

病例报道显示该病 15% 与胃癌发生相关。

二、病理

胃癌的好发部位依次为胃窦、贲门、胃体。早期胃癌是指病灶局限且深度不超过黏膜下层的胃癌，不论有无局部淋巴结转移，病理呈高级别上皮内瘤变或腺癌；进展期胃癌深度超过黏膜下层；已侵入肌层者称中期；侵及浆膜或浆膜外者称晚期胃癌。

（一）胃癌的组织病理学

WHO 近年将胃癌分为：腺癌（乳头状腺癌、管状腺癌、黏液腺癌、混合型腺癌、肝样腺癌）、腺鳞癌、髓样癌、印戒细胞癌、鳞状细胞癌和未分化癌等。根据癌细胞分化程度可分为高、中、低分化三大类。

（二）侵袭与转移

胃癌有 4 种扩散方式，具体如下。①直接蔓延：侵袭至相邻器官，胃底贲门癌常侵犯食管、肝及大网膜，胃体癌则多侵犯大网膜、肝及胰腺。②淋巴结转移：一般先转移到局部淋巴结，再到远处淋巴结；转移到左锁骨上淋巴结时，称为 Virchow 淋巴结。③血行播散：晚期病人可占 60% 以上，最常转移到肝脏，其次是肺、腹膜、肾上腺，也可转移到肾、脑、骨髓等。④种植转移：癌细胞侵及浆膜层脱落入腹腔，种植于肠壁和盆腔，如种植于卵巢，称为 Krukenberg 瘤；也可在直肠周围形成结节状肿块。

三、临床表现

（一）症状

80%的早期胃癌无症状，部分病人可有消化不良症状。进展期胃癌最常见的症状是体重减轻和上腹痛，另有贫血、食欲缺乏、厌食、乏力。

胃癌发生并发症或转移时可出现一些特殊症状，贲门癌累及食管下段时可出现吞咽困难。并发幽门梗阻时可有恶心呕吐，溃疡型胃癌出血时可引起呕血或黑便，继之出现贫血。胃癌转移至肝脏可引起右上腹痛、黄疸和（或）发热；腹膜播散者常见腹腔积液；极少数转移至肺可引起咳嗽、呃逆、咯血，累及胸膜可产生胸腔积液而发生呼吸困难；侵及胰腺时，可出现背部放射性疼痛。

（二）体征

早期胃癌无明显体征，进展期在上腹部可扪及肿块，有压痛，肿块多位于上腹偏右相当于胃窦处。如肿瘤转移至肝脏可致肝大及黄疸，甚至出现腹腔积液；腹膜有转移时也可发生腹腔积液，移动性浊音阳性；侵犯门静脉或脾静脉时有脾脏增大；有远处淋巴结转移时或可扪及 Virchow 淋巴结，质硬不活动。肛门指检可在直肠膀胱陷凹扪及肿块。

四、诊断

（一）胃镜

胃镜检查结合黏膜活检是目前最可靠的诊断手段。

1. 早期胃癌

可表现为小的息肉样隆起或凹陷；也可呈平坦样，但黏膜粗糙、触之易出血，斑片状充血及糜烂。胃镜下疑诊者，可用亚甲蓝染色，癌性病变处着色，有助于指导活检部位。放大胃镜、窄带光成像和激光共聚焦胃镜有助于更仔细地观察细微病变，提高早期胃癌的诊断率。由于早期胃癌在胃镜下缺乏特征性，病灶小，易被忽略，需要内镜医生细致地观察，对可疑病变多点活检。

2. 进展期胃癌

胃镜下多可做出拟诊，肿瘤表面常凹凸不平，糜烂，有污秽苔，活检时易出血；也可呈深大溃疡，底部覆有污秽灰白苔，溃疡边缘呈结节状隆起，无聚合皱襞，病变处无蠕动。当癌组织发生于黏膜之下，可在胃壁内向四周弥漫浸润扩散，同时伴有纤维组织增生，当病变累及胃窦，可造成胃流出道狭窄；当其累及全胃，可使整个胃壁增厚、变硬，称为皮革胃。但这种黏膜下弥漫浸润型胃癌相对较少，胃镜下可无明显黏膜病变，甚至普通活检也常呈阴性。对于溃疡性病变，可在其边缘和基底部多点活检，甚至可行大块黏膜切除，提高诊断的阳性率。

胃癌病灶处的超声内镜检查可较准确地判断肿瘤侵犯深度，有助于区分早期和进展期胃癌，并了解有无局部淋巴结转移，可作为 CT 检查的重要补充。

（二）实验室检查

缺铁性贫血较常见，若伴有粪便隐血阳性，提示肿瘤有长期小量出血。血胃蛋白酶原（PG）Ⅰ/Ⅱ显著降低，可能有助于胃癌风险的分层管理；血清肿瘤标志物如 CEA 和 CA19-9 及 CA724 等，可能有助于胃癌早期预警和术后再发的预警，但特异性和灵敏度并不理想。

（三）X 线（包括 CT）检查

当病人有胃镜检查禁忌证时，X 线钡剂检查可发现胃内的溃疡及隆起型病灶，分别呈龛影或充盈缺损，但难以鉴别其良恶性；如有黏膜皱襞破坏、消失或中断，邻近胃黏膜僵直，蠕动消失，则胃癌可能性大。CT 技术的进步提高了胃癌临床分期的精确度，其与 PET-CT 检查均有助于肿瘤转移的判断。

五、治疗

早期胃癌无淋巴转移时，可采取内镜治疗；进展期胃癌在无全身转移时，可行手术治疗；肿瘤切除后，应尽可能清除残胃的 Hp 感染。

（一）内镜治疗

早期胃癌可行内镜下黏膜切除术或内镜黏膜下剥离术。一般认为内镜下黏膜切除术适应证为：①超声内镜证实的无淋巴结转移的黏膜内胃癌；②不伴有溃疡且小于2cm的Ⅱa病灶、小于1cm的Ⅱb或Ⅱc病灶等。而内镜黏膜下剥离术适应证则包括：①无溃疡的任何大小的黏膜内肠型胃癌；②小于3cm的伴有溃疡的黏膜内肠型胃癌；③直径小于3cm的黏膜下层肠型胃癌，而浸润深度小于500μm。切除的癌变组织应进行病理检查，如切缘发现癌变或表浅型癌肿侵袭到黏膜下层，需追加手术治疗。

（二）手术治疗

早期胃癌，可行胃部分切除术。进展期胃癌如无远处转移，尽可能行根治性切除；伴有远处转移者或伴有梗阻者，则可行姑息性手术，保持消化道通畅。外科手术切除加区域淋巴结清扫是目前治疗进展期胃癌的主要手段。胃切除范围可分为近端胃切除、远端胃切除及全胃切除，切除后分别用 Billroth - Ⅰ、Billmth - Ⅱ 及 Roux-en-Y 式重建以维持消化道连续性。对那些无法通过手术治愈的病人，特别是有梗阻的病人，部分切除肿瘤后，约50%病人的症状可获得缓解。

（三）化学治疗

早期胃癌且不伴有任何转移灶者，术后一般不需要化疗。术前化疗即新辅助化疗可使肿瘤缩小，增加手术根治及治愈机会；术后辅助化疗方式主要包括静脉化疗、腹腔内化疗、持续性腹腔温热灌注和淋巴靶向化疗等。单一药物化疗只适于早期需要化疗的病人或不能承受联合化疗者。常用药物有氟尿嘧啶（5-FU）、替加氟（FT-207）、丝裂霉素（MMC）、多柔比星（ADM）、顺铂（DDP）或卡铀、亚硝脲类（CCNU，MeCCNU）、依托泊苷（VP-16）等。联合化疗多采用2~3种联合，以免增加药物毒副作用。化疗失败与癌细胞对化疗药物产生耐药性或多药耐药性有关。

六、预后

胃癌的预后直接与诊断时的分期有关。迄今为止，由于大部分胃癌在确诊时已处于中晚期，5 年生存率约 7%~34%。

七、预防

（1）具有胃癌高风险因素病人，根除 Hp 有助于预防胃癌发生。

（2）应用内镜、PG I／II 等随访高危人群。

（3）阿司匹林、COX-2 抑制剂、他汀类药物、抗氧化剂（包括多种维生素和微量元素硒）和绿茶可能具有一定预防作用。

（4）建立良好的生活习惯，积极治疗癌前疾病。

第五章　原发性肝癌

原发性肝癌指起源于肝细胞或肝内胆管上皮细胞的恶性肿瘤，包括肝细胞癌、肝内胆管癌和肝细胞癌–肝内胆管癌混合型 3 种不同的病理类型，其中肝细胞癌约占 90%，日常所称的"肝癌"指肝细胞癌。

一、病因和发病机制

病因和发病机制可能与下列因素有关。

（一）病毒性肝炎

HBV 感染是我国肝癌病人的主要病因，西方国家以 HCV 感染常见。HBV 的 DNA 序列和宿主细胞的基因序列同时遭到破坏或发生重新整合，使癌基因激活和抑癌基因失活，从而发生细胞癌变。丙型肝炎致癌机制与 HCV 序列变异相关，HCV 通过序列变异逃避免疫识别而持续感染肝细胞，引起肝脏长期炎症，肝细胞坏死和再生反复发生，从而积累基因突变，破坏细胞增殖的动态平衡，导致细胞癌变。

（二）黄曲霉毒素

流行病学研究发现，粮食受到黄曲霉毒素污染严重的地区，人群肝癌发病率高，而黄曲霉毒素的代谢产物之一黄曲霉毒素 B_1 能通过影响基因的表达而引起肝癌的发生。

（三）肝纤维化

病毒性肝炎、酒精性肝病、非酒精性脂肪肝后肝纤维化、肝硬化是肝癌发生的重要危险因素。

（四）其他肝癌的高危因素

①长期接触氯乙烯、亚硝胺类、偶氮芥类、苯酚、有机氯农药等化学物质；②血吸虫及华支睾吸虫感染；③长期饮用污染水、藻类异常繁殖的河沟水；④香烟中的多环芳烃、亚硝胺和尼古丁。

上述各种病因使肝细胞在损伤后的再生修复过程中，其生物学特征逐渐变化，基因突变，增殖与凋亡失衡；各种致癌因素也可促使癌基因表达及抑癌基因受抑；慢性炎症及纤维化过程中的活跃血管增殖，为肝癌的发生发展创造了重要条件。

二、病理

（一）大体病理分型

1. 块状型

占肝癌的70%以上，呈单个、多个或融合成块，直径5~10cm，大于10cm者称巨块型。质硬，膨胀性生长，可见包膜。此型肿瘤中心易坏死、液化及出血；位于肝包膜附近者，肿瘤易破裂，导致腹腔内出血及直接播散。

2. 结节型

呈大小和数目不等的癌结节，小于5cm，与周围肝组织的分界不如块状型清楚，常伴有肝硬化。单个癌结节小于3cm或相邻两个癌结节直径之和小于3cm者称为小肝癌。

3. 弥漫型

少见，呈米粒至黄豆大的癌结节弥漫地分布于整个肝脏，不易与肝硬化区分，病人常因肝衰竭而死亡。

（二）组织病理分型

分为肝细胞肝癌、肝内胆管细胞癌和混合型肝癌。

1. 肝细胞癌

最为多见，癌细胞来自肝细胞，异型性明显，胞质丰富，呈多边形，排列成巢状或索状，血窦丰富。正常肝组织的肝动脉供血约占 30%，但肝细胞癌的肝动脉供血超过 90%，这是目前肝癌影像诊断及介入治疗的重要循环基础。

2. 肝内胆管癌

较少见，癌细胞来自胆管上皮细胞，呈立方或柱状，排列成腺样，纤维组织较多、血窦较少。

3. 混合型

最少见，具有肝细胞癌和胆管细胞癌两种结构，或呈过渡形态，既不完全像肝细胞癌，又不完全像胆管细胞癌。

（三）转移途径

1. 肝内转移

易侵犯门静脉及分支并形成癌栓，脱落后在肝内引起多发性转移灶。

2. 肝外转移

①血行转移：常转移至肺，其他部位有脑、肾上腺、肾及骨骼等，甚至可见肝静脉中癌栓，延至下腔静脉及右心房。②淋巴转移：常见肝门淋巴结转移，也可转移至胰、脾、主动脉旁及锁骨上淋巴结。③种植转移：少见，从肝表面脱落的癌细胞可种植在腹膜、横膈、盆腔等处，引起血性腹腔积液、胸腔积液。女性可有卵巢转移。

三、临床表现

本病多见于中年男性，男女之比约为 3：1。起病隐匿，早期缺乏典型症状。临床症状明显者，病情大多已进入中晚期。本病常在肝硬化的基础上发生，或者以转移病灶症状为首发表现，此时临床容易漏诊或误诊，应予注意。中晚期临床表现具体如下。

（一）肝区疼痛

这是肝癌最常见的症状，多呈右上腹持续性胀痛或钝痛，与癌肿生长、肝包膜受牵拉有关。如病变侵犯膈，疼痛可牵涉右肩或右背部。当肝表面的癌结节破裂，可突然引起剧烈腹痛，从肝区开始迅速延至全腹，产生急腹症的表现，如出血量大时可导致休克。

（二）肝大

肝脏进行性增大，质地坚硬，表面凹凸不平，常有大小不等的结节，边缘钝而不整齐，常有不同程度的压痛。肝癌突出于右肋弓下或剑突下时，上腹可呈现局部隆起或饱满；如癌肿位于膈面，则主要表现为膈肌抬高而肝下缘不下移。

（三）黄疸

一般出现在肝癌晚期，多为阻塞性黄疸，少数为肝细胞性黄疸。阻塞性黄疸常因癌肿压迫或侵犯胆管或肝门转移性淋巴结肿大而压迫胆管造成阻塞所致；肝细胞性黄疸可因癌组织肝内广泛浸润或合并肝硬化、慢性肝炎引起。

（四）肝硬化征象

在失代偿期肝硬化基础上，发病者可表现为腹腔积液迅速增加且难治，腹腔积液多为漏出液；血性腹腔积液系肝癌侵犯肝包膜或向腹腔内破溃引起。门静脉高压导致食管胃底静脉曲张出血。

（五）全身性表现

进行性消瘦、发热、食欲缺乏、乏力、营养不良和恶病质等。如转移至肺、骨、脑、淋巴结、胸腔等处，可产生相应的症状。部分病人以转移灶症状首发而就诊。

（六）伴癌综合征

癌肿本身代谢异常或肝癌病人机体内分泌/代谢异常而出现的一组综合征，表现为自发性低血糖症、红细胞增多症；其他罕见的有高钙血症、高脂血症、类癌综合征等。

四、并发症

（一）肝性脑病

肝性脑病是肝癌终末期最严重的并发症，出现肝性脑病，预后不良。

（二）上消化道出血

上消化道出血约占肝癌死亡原因的 15%，出血与以下因素有关：①食管胃底静脉曲张出血；②门静脉高压性胃病合并凝血功能障碍而有广泛出血，大量出血常诱发肝性脑病。

（三）肝癌结节破裂出血

约 10%肝癌病人发生肝癌结节破裂出血。癌结节破裂可局限于肝包膜下，产生局部疼痛；如包膜下出血快速增多则形成压痛性血肿；也可破入腹腔引起急性腹痛、腹膜刺激征和血性腹腔积液，大量出血可致休克、死亡。

（四）继发感染

病人因长期消耗或化疗、放射治疗等，抵抗力减弱，容易并发肺炎、自发性腹膜炎、肠道感染和真菌感染等。

五、实验室和其他辅助检查

（一）肝癌标志物检查

1. 甲胎蛋白（alpha fetoprotein，AFP）

AFP 是诊断肝细胞癌特异性的标志物，广泛用于肝癌的普查、诊断、判断治疗效果及预测复发。在排除妊娠和生殖腺胚胎瘤的基础上，AFP>400ng/mL 为诊断肝癌的条件之一。对 AFP 逐渐升高不降或大于 200ng/mL 持续 8 周，应结合影像学及肝功能变化进行综合分析或动态观察。约 30%的肝癌病人 AFP 水平正常，检测 AFP 异质体有助于提高诊断率。

2. 其他肝癌标志物

血清岩藻糖苷酶（AFu）、γ-谷氨酰转肽酶同工酶Ⅱ（γ-GT$_2$）、异常凝血酶原（DCP）、磷脂酰肌醇蛋白多糖-3（GPC$_3$）、高尔基体蛋白73（GP$_{73}$）等有助于 AFP 阴性的肝癌的诊断和鉴别诊断。

（二）影像学检查

1. 超声（US）

US 是目前肝癌筛查的首选方法，具有方便易行、价格低廉及无创等优点，能检出肝内直径大于 1cm 的占位性病变，利用多普勒效应或超声造影剂，能够了解病灶的血供状态，判断占位性病变的良恶性，并有助于引导肝穿刺活检。

2. 增强 CT/MRI

可以更客观及更敏感地显示肝癌，1cm 左右肝癌的检出率可大于 80%，是诊断及确定治疗策略的重要手段。MRI 为非放射性检查，可以在短期重复进行。CT 平扫多为低密度占位，部分有晕圈征，大肝癌常有中央坏死；增强时动脉期病灶的密度高于周围肝组织，但随即快速下降，低于周围正常肝组织，并持续数分钟，呈"快进快出"表现。

3. 数字减影血管造影（digital subtraction angiography，DSA）

当增强 CT/MRI 对疑为肝癌的小病灶难以确诊时，经选择性肝动脉行 DSA 检查是肝癌诊断的重要补充手段。对直径 1~2cm 的小肝癌，肝动脉造影可以更精确地做出诊断，正确率>90%。

4. 正电子发射计算机断层成像（PET-CT）、发射单光子计算机断层扫描（SPECT-CT）

采用这一方法，可提高诊断和评判疾病进展的准确性。

（三）肝穿刺活体组织检查

US 或 CT 引导下细针穿刺行组织学检查是确诊肝癌的可靠方法，但属创伤性检查，且偶有出血或针道转移的风险。当上述非侵入性检查未能确诊时，可考虑应用。

六、诊断

满足下列标准中的任意 1 条，即可诊断肝癌，这是国际上广泛使用的肝癌诊断标准。

（1）具有两种典型的肝癌影像学（超声、增强 CT、MRI 或选择性肝动脉造影）表现，病灶大于 2cm。

（2）具有一项典型的肝癌影像学表现，病灶大于 2cm，AFP>400ng/mL。

（3）肝脏活检阳性：对高危人群（各种原因所致的慢性肝炎、肝硬化以及>35 岁的 HBV 或 HCV 感染者）每 6~12 个月检测 AFP 和超声筛查，有助于肝癌早期诊断。

根据肝癌数目、大小、有无侵犯转移以及病人肝功能储备的情况，肝癌诊断分期多采用巴塞罗那（BCLC）分期。

七、鉴别诊断

肝癌常需与继发性肝癌、肝硬化、肝脓肿等疾病进行鉴别。

（一）继发性肝癌

原发于呼吸道、胃肠道、泌尿生殖道、乳房等处的癌灶常转移至肝，尤以结直肠癌最为常见，呈多发性结节，临床以原发癌表现为主，血清 AFP 检测一般为阴性。

（二）肝硬化结节

增强 CT/MRI 见病灶动脉期强化，呈快进快出，诊断肝癌；若无强化，则考虑为肝硬化结节。AFP>400ng/mL，有助于肝癌诊断。

（三）活动性病毒性肝炎

病毒性肝炎活动时血清 AFP 往往呈短期低浓度升高，应定期多次随访测定血清 AFP 和 ALT，或联合检测其他肝癌标志物并进行分析，如：①AFP 和 ALT

动态曲线平行或同步升高，或 ALT 持续增高至正常的数倍，则肝炎的可能性大；②二者曲线分离，AFP 持续升高，往往超过 400ng/mL，而 ALT 不升高，呈曲线分离现象，则多考虑肝癌。

（四）肝脓肿

临床表现为发热、肝区疼痛、压痛明显、白细胞计数和中性粒细胞升高。超声检查可发现脓肿的液性暗区，必要时在超声引导下做诊断性穿刺或药物试验性治疗以明确诊断。

（五）肝包虫病

病人常有牧区生活和接触病犬等生活史。

（六）其他肝脏肿瘤或病变

当影像学与肝脏其他良性肿瘤如血管瘤、肝腺瘤、肝局灶性结节性增生等鉴别有困难时，可检测 AFP 等肿瘤标志物，并随访超声、增强 CT、MRI，必要时在超声引导下行肝活检。

八、治疗

肝癌对化疗和放疗不敏感，常用治疗方法有手术切除、肝移植、血管介入、射频消融术等。肝癌的治疗性切除术是目前治疗肝癌最有效的方法之一，虽然目前的手术技术可以切除一些大肝癌，但术后残留肝的功能储备是否可维持病人的生命需求，则是决定手术成败的关键。按照临床路径，有助于正确选择手术方法，既可使病人最大程度切除肿瘤或控制肿瘤生长，又可避免治疗过度、缩短生存时间、降低生活质量以及减少不必要的医疗资源浪费。

（一）手术治疗

术前应采用 Child-Pugh 评分、吲哚菁绿 15 分钟滞留率（indocyanine green relenlion-15，ICGR-15）评价肝功能储备情况；如预期保留肝组织体积较小，则采用 CT 和（或）MRI 测定剩余肝脏体积。一般认为 Child-Pugh A~B 级、ICGR-15<20%~30% 是实施手术切除的必要条件；剩余肝体积须占标准肝脏体积

的 40% 以上（肝硬化病人），或 30% 以上（无肝硬化病人）也是实现手术切除的必要条件。Ⅰa 期、Ⅰb 期和Ⅱa 期肝癌是手术切除的首选适应证。由于手术切除仍有很高的肝癌复发率，因此，术后宜加强综合治疗与随访。

（二）局部治疗

1. 射频消融术

在超声或开腹条件下，将电极插入肝癌组织内，应用电流热效应等多种物理方法毁损病变组织。射频消融术是肝癌微创治疗最具代表性的消融方式，适用于直径小于或等于 3cm 肝癌病人。

2. 微波消融

适应证同射频消融术，其特点是消融效率高，但需要温度监控系统调控有效热场范围。

3. 经皮穿刺瘤内注射无水乙醇

在超声或 CT 引导下，将无水乙醇直接注入肝癌组织内，使癌细胞脱水、变性、凝固性坏死。经皮穿刺瘤内注射无水乙醇也适用于肿瘤小于或等于 3cm 者，但对直径小于或等于 2cm 的肝癌效果确切。

4. 肝动脉栓塞

肝动脉栓塞是经肿瘤的供血动脉注入栓塞剂，阻断肿瘤的供血，使其发生坏死。由于肝动脉栓塞具有靶向性好、创伤小、可重复、病人容易接受的特点，是目前非手术治疗中晚期肝癌的常用方法。

（三）肝移植

对于肝癌合并肝硬化病人，肝移植可将整个病肝切除，是治疗肝癌和肝硬化的有效手段。但若肝癌已有血管侵犯及远处转移（常见肺、骨），则不宜行肝移植术。

HBV 感染病人在手术、局部治疗或肝移植后，均需坚持口服抗病毒药物。肝移植病人需要终生使用免疫抑制剂。

（四）药物治疗

分子靶向药物多激酶抑制剂索拉非尼是目前唯一获得治疗晚期肝癌批准的分子靶向药物。肿瘤细胞表面的跨膜蛋白 PD-1 与其配体 PD-L1 结合可介导肿瘤的免疫逃逸。针对 PD-1 和（或）PD-L1 的抗体已经应用于包括肝癌在内的进展期肿瘤的临床治疗，取得了较好的疗效。

第六章　妇科肿瘤

女性生殖器肿瘤有良性、交界性（卵巢）及恶性之分，可发生于女性生殖器的各个部位，但以子宫和卵巢的肿瘤最为常见，是危害妇女健康的常见疾病。常见的良性肿瘤是子宫肌瘤和卵巢囊肿，恶性肿瘤为宫颈癌、子宫内膜癌和卵巢癌，而死亡率最高的是卵巢上皮癌。肿瘤的诊断依据是病理，恶性肿瘤的分期对制订治疗方案、判断预后有重要的指导意义，也是诊断必不可少的内容。主要治疗方法有手术、放疗、化疗、免疫及综合治疗。规范化、微创化、人性化是妇科肿瘤治疗的发展趋势，有效的预防措施可明显降低妇科恶性肿瘤的发病。

第一节　外阴恶性肿瘤

外阴恶性肿瘤约占女性生殖道原发恶性肿瘤 3%～5%，鳞状细胞癌最常见，其他包括恶性黑色素瘤、基底细胞癌、前庭大腺癌等。

一、发病相关因素

病因目前尚不清楚，可能与以下因素相关：①人乳头瘤病毒（HPV）感染，40%～60%的外阴癌及90%的外阴癌前病变与HPV病毒感染相关，特别是年轻女性，以HPV16、33、6、18、31等感染较多见，其中16型感染超过50%；单纯疱疹病毒Ⅱ型和巨细胞病毒感染等与外阴癌的发生可能有关；②慢性外阴非上皮内瘤变发展为外阴癌的危险为5%～10%，二者间存在一定相关性；③淋巴肉芽肿、尖锐湿疣、淋病、梅毒等性传播疾病及性卫生不良亦可能与发病相关。

二、病理

癌灶可为浅表溃疡或硬结节，可伴感染、坏死、出血，周围皮肤可增厚及色素改变。镜下见多数外阴鳞癌分化好，有角化珠和细胞间桥。前庭和阴蒂的病灶倾向于分化差或未分化，常有淋巴管和神经周围的侵犯，必要时可作电镜或免疫组化染色确定组织学来源。

三、临床表现

（一）症状

最常见的症状是外阴瘙痒、局部肿块或溃疡，合并感染或较晚期癌可出现疼痛、渗液和出血。

（二）体征

癌灶以大阴唇最多见，其次为小阴唇、阴蒂、会阴、尿道口、肛门周围等。早期呈局部丘疹、结节或小溃疡；晚期见不规则肿块，伴破溃或呈乳头样肿物。若癌灶已转移至腹股沟淋巴结，可扪及增大、质硬、固定的淋巴结。

四、转移途径

直接浸润、淋巴转移较常见，晚期可经血行播散。

（一）直接浸润

癌灶逐渐增大，沿皮肤及邻近黏膜浸润至尿道、阴道、肛门，晚期可累及膀胱、直肠等。

（二）淋巴转移

外阴淋巴管丰富，两侧交通形成淋巴网，癌细胞通常沿淋巴管扩散，汇入腹股沟浅淋巴结，再至腹股沟深淋巴结，进入筋外、闭孔和髂内淋巴结，最终转移至腹主动脉旁淋巴结和左锁骨下淋巴结。一般肿瘤向同侧淋巴结转移，但阴蒂处癌灶常向两侧转移并可绕过腹股沟浅淋巴结直接至腹股沟深淋巴结，外阴后部及阴道下段癌可避开腹股沟浅层淋巴结而直接转移至盆腔淋巴结。若癌灶累及尿道、阴道、直肠、膀胱可直接转移至盆腔淋巴结。

（三）血行播散

晚期经血行播散至肺、骨等。

五、诊断

（一）病史及症状

有外阴慢性单纯性苔藓、外阴硬化性苔藓等病史。最常见的症状是外阴瘙痒、局部肿块或溃疡，可伴有疼痛、出血，少部分病人无任何症状。晚期邻近部位器官受累可出现相应症状。

（二）妇科检查

早期可为外阴结节或小溃疡，晚期可累及全外阴伴溃破、出血、感染。应注意病灶部位、大小、质地、活动度、色素改变，与邻近器官关系（尿道、阴道、肛门直肠有无受累）及双侧腹股沟区是否有肿大的淋巴结，并应仔细检查阴道、宫颈以排除有无肿瘤。

（三）辅助检查及诊断

1. 细胞学检查

可作细胞学涂片或印片，其阳性率仅 50% 左右。

2. 病理组织学检查

是确诊外阴癌的唯一方法。对一切外阴赘生物和可疑病灶均需尽早作活体组织病理检查，对有合并坏死的病灶取材应有足够的深度，建议包含部分邻近的正常皮肤及皮下组织。可在阴道镜观察下在可疑病灶部位活检，以提高阳性率。也可用荧光诊断仪放大观察等协助取材活检。

3. 其他

超声、CT、MRI、膀胱镜检、直肠镜检有助诊断。腹股沟区 CT 或 MRI 检查有助于判断淋巴结的状态。

六、治疗

手术治疗为主，晚期可辅以放射治疗及化学药物综合治疗，最大限度保留外阴的生理结构，减少病人的痛苦，减少治疗后的并发症，提高生活质量。对于早期的外阴癌病人在不影响预后的前提下，尽量缩小手术范围，手术切除范围应包括癌灶周围 1 cm 的外观正常的组织；对晚期病人应重视与放疗、化疗相结合的综合治疗，但与直接手术相比并不改善预后。

（一）手术治疗

IA 期：外阴扩大局部切除术，手术切缘距离肿瘤边缘 1 cm，深度至少 1 cm，需达皮下组织。

IB 期：外阴根治性局部切除，手术切缘应至少超过病变边缘 1 cm，深度应达尿生殖膈下筋膜，即位于阔筋膜水平面且覆盖耻骨联合的筋膜层；如果癌灶在阴蒂部位或其附近，则应切除阴蒂。病灶同侧或双侧腹股沟淋巴结清扫术。

II 期：外阴根治性局部切除，并切除受累的尿道、阴道、肛门皮肤及双侧腹股沟淋巴结清扫术，必要时切除盆腔淋巴结。

III 期、IV 期：外阴广泛切除+双侧腹股沟淋巴结切除术，必要时切除盆腔淋巴结；分别根据膀胱、尿道或直肠受累情况选做相应切除（如前盆/后盆或全盆腔廓清手术）。据统计，这种传统的手术方式手术死亡率近乎 10%，5 年存活率 50%，且若有固定或溃疡淋巴结，手术不可能治愈。近年来 FIGO 妇癌报告提出对于这些病人的多学科综合治疗。首先应了解腹股沟淋巴结的状态，原发外阴病灶的处理应在腹股沟淋巴结切除后进行。如手术切除原发肿瘤可以达到切缘阴性、不会损伤括约肌造成大小便失禁，手术值得进行。如手术需以人工肛或尿路改道为代价，建议先行放化疗缩小病灶后再手术。

（二）放射治疗

鳞癌对放射治疗较敏感，但外阴皮肤对放射线耐受性极差，易发生明显放射皮肤反应（肿胀、糜烂、剧痛），难以达到放射根治剂量。外阴癌放射治疗常用于：①术前局部照射，缩小癌灶再手术；②转移淋巴结区域照射；③手术切缘阳性或接近切缘、脉管有癌栓或复发癌治疗。

（三）化学药物治疗

多用于与放疗的同步化疗及晚期癌或复发癌的综合治疗。常用药物：铂类、博来霉素、氟尿嘧啶、阿霉素等。常采用静脉注射或局部动脉灌注。

七、预后及随访

外阴癌的预后与临床分期、有无淋巴转移等有关。其中以淋巴结转移最为密切，有淋巴结转移者五年生存率约 50%，而无淋巴结转移者五年生存率为 90%。

第二节　阴道恶性肿瘤

一、发病相关因素

发病确切原因不明，可能与下列因素有关：HPV 病毒感染，长期刺激和损伤，免疫抑制治疗，吸烟，宫颈放射治疗史等。鳞癌和黑色素瘤多见于老年妇女；腺癌好发于青春期，与其母亲在妊娠期间服用雌激素有关；而内胚窦瘤和葡萄状肉瘤则好发于婴幼儿。

二、转移途径

以直接浸润和淋巴转移为主，晚期可血行播散至骨、肺等。阴道壁淋巴丰富，相互交融形成淋巴网，并于阴道两侧汇合形成淋巴干。阴道上段淋巴回流至盆腔淋巴结，下段至腹股沟淋巴结，而中段双向回流。

三、临床表现

早期可无明显症状或仅有阴道分泌物增多或接触性阴道出血。晚期肿瘤侵犯膀胱或直肠时可出现尿频、排便困难等。

妇科检查：早期可呈阴道黏膜糜烂充血、白斑或息肉状、菜花状或溃疡；晚期可累及阴道旁，甚至膀胱阴道瘘、尿道阴道瘘或直肠阴道瘘，以及腹股沟、锁骨上淋巴结肿大。

四、诊断和鉴别诊断

根据病史、体征及阴道壁肿物活组织病理检查可确诊。若没有明显病变，可在阴道镜下行可疑病变部位活检。多数阴道恶性肿瘤是从宫颈癌、外阴癌、子宫内膜癌和绒癌等其他部位转移来的，在诊断时应仔细鉴别。

五、分期

目前主要采用 FIGO 分期（表 6-1）。

表 6-1　阴道癌 FIGO 分期

分期	临 床 特 征
Ⅰ 期	肿瘤局限于阴道壁
Ⅱ 期	肿瘤侵及阴道旁组织，但未达骨盆壁
Ⅲ 期	肿瘤扩展至骨盆壁
Ⅳ 期	肿瘤范围超出真骨盆腔，或侵犯膀胱黏膜和（或）直肠黏膜，但黏膜泡状水肿不列入此期
Ⅳ A 期	肿瘤侵犯膀胱和（或）直肠黏膜，和（或）直接蔓延超出真骨盆
Ⅳ B 期	远处器官转移

六、治疗

由于解剖上的原因，阴道与膀胱、尿道、直肠间隙仅 5 mm 左右，使手术及放疗均有一定困难，治疗强调个体化，根据病人的年龄、病变的分期和阴道受累部位确定治疗方案。总的原则，阴道上段癌可参照宫颈癌的治疗，阴道下段癌可参照外阴癌的治疗。

（一）手术治疗

对于 I 期病人行部分或全阴道切除及盆腔和（或）腹股沟淋巴结清扫术；对 IVA 期及放疗后中央型复发病人，尤其是出现直肠阴道瘘或膀胱阴道瘘者，可行前盆、后盆或全盆脏器去除术，以及盆腔和（或）腹股沟淋巴结清扫术。

（二）放射治疗

放射治疗适用于 I ~ IV 期所有的病例，是大多数阴道癌病人首选的治疗方法。可以先行盆腔外照射，然后行腔内或组织内插植放疗。如果累及阴道下 1/3 段，应将腹股沟淋巴结也包括在照射范围内或实施腹股沟淋巴结清扫术。

（三）化疗

用于与放疗的同步化疗。辅助化疗的作用有待评价。

七、预后

与分期、病理类型、组织分级、病灶部位相关。阴道癌 I ~ IV 期病人五年生存率分别约为 73%、48%、28%、11%。

第三节　子宫肌瘤

子宫肌瘤是女性生殖器最常见的良性肿瘤，由平滑肌及结缔组织组成。常见于 30~50 岁妇女。据尸检统计，30 岁以上妇女约 20% 有子宫肌瘤。因肌瘤多无或很少有症状，临床报道发病率远低于肌瘤真实发病率。

一、发病相关因素

确切病因尚未明了。因肌瘤好发于生育年龄，青春期前少见，绝经后萎缩或消退，提示其发生可能与雌、孕激素相关。目前认为，肌瘤的形成可能是因单平滑肌细胞的突变，如染色体 12 号和 14 号易位、7 号染色体部分缺失等，从而导致肌瘤中促生长的细胞因子增多，如 TGF-B、EGF、IGF-1 等；雌激素受体（ER）和孕激素受体（PR）高表达。此外，与种族及遗传可能相关。

二、分类

（一）按肌瘤生长部位

分为子宫体肌瘤（90%）和子宫颈肌瘤（10%）。

（二）按肌瘤与子宫肌壁的关系

分为 3 类。

1. 肌壁间肌瘤

占 60%~70%，肌瘤位于子宫肌壁间，周围均被肌层包围。

2. 浆膜下肌瘤

约占 20%，肌瘤向子宫浆膜面生长，并突出于子宫表面，肌瘤表面仅由子宫浆膜覆盖。若瘤体继续向浆膜面生长，仅有一蒂与子宫相连，称为带蒂浆膜下肌瘤．营养由蒂部血管供应。若血供不足肌瘤可变性坏死。若蒂扭转断裂，肌瘤脱落形成游离性肌瘤。若肌瘤位子宫体侧壁向宫旁生长突出于阔韧带两叶之间称阔韧带肌瘤。

3. 黏膜下肌瘤

占 10%~15%。肌瘤向宫腔方向生长，突出于宫腔，仅为黏膜层覆盖。黏膜下肌瘤易形成蒂，在宫腔内生长犹如异物，常引起子宫收缩，肌瘤可被挤出宫颈外口而突入阴道。

随着子宫镜技术的发展，部分黏膜下肌瘤也可在子宫镜辅助下切除。2011年国际妇产科联盟（FIGO）将黏膜下肌瘤分为三型：0 型，完全突出于子宫腔内（仅以蒂相连）；Ⅰ型，不足 50% 的瘤体位于子宫肌层内；Ⅱ型，大于（或含）50% 的瘤体位于子宫肌层内。

子宫肌瘤常为多个，大于两个各种类型的肌瘤发生在同一子宫，称多发性子宫肌瘤。

三、病理

（一）巨检

肌瘤为实质性球形肿块，表面光滑，质地较子宫肌层硬，压迫周围肌壁纤维形成假包膜，肌瘤与假包膜间有一层疏松网状间隙，故易剥出。肌瘤切面呈灰白色，可见旋涡状或编织状结构。肌瘤颜色和硬度与纤维组织多少有关。

（二）镜检

肌瘤主要由梭形平滑肌细胞和纤维结缔组织构成。肌细胞大小均匀，排列成旋涡状或棚状，核为杆状。极少情况下尚有一些特殊的组织学类型，如富细胞性、奇异型、上皮样平滑肌瘤及静脉内和播散性腹膜平滑肌瘤等，这些特殊类型平滑肌瘤的性质及恶性潜能与细胞有丝分裂象多少或组织的坏死类型密切相关。

四、肌瘤变性

肌瘤变性是肌瘤失去了原有的典型结构。常见的变性有 5 种。

（一）玻璃样变

又称透明变性，最常见。肌瘤剖面漩涡状结构消失为均匀透明样物质取代。镜下见病变区肌细胞消失，为均匀透明无结构区。

（二）囊性变

子宫肌瘤玻璃样变继续发展，肌细胞坏死液化即可发生囊性变，此时子宫肌瘤变软，肌瘤内出现大小不等的囊腔，腔内含清亮无色液体，也可凝固成胶冻状。镜下见囊腔为玻璃样变的肌瘤组织构成，内壁无上皮覆盖。

（三）红色样变

多见于妊娠期或产褥期，为肌瘤的一种特殊类型坏死，发生机制不清，可能与肌瘤内小血管退行性变引起血栓及溶血，血红蛋白渗入肌瘤内有关。病人可有剧烈腹痛伴恶心呕吐、发热，白细胞计数升高，检查发现肌瘤迅速增大、压痛。

肌瘤剖面为暗红色，如半熟的牛肉，有腥臭味，质软，旋涡状结构消失。镜检见组织高度水肿，假包膜内大静脉及瘤体内小静脉血栓形成，广泛出血伴溶血，肌细胞减少，细胞核常溶解消失，并有较多脂肪小球沉积。

（四）肉瘤样变

少见，仅为 0.4%～0.8%，常见于绝经后伴疼痛和出血的病人，瘤组织变软且脆，切面灰黄色，似生鱼肉状．与周围组织界限不清。镜下见平滑肌细胞增生，排列紊乱，漩涡状结构消失，细胞有异型性。

（五）钙化

多见于蒂部细小血供不足的浆膜下肌瘤以及绝经后妇女。

五、临床表现

（一）症状

多无明显症状，仅在体检时偶然发现。症状与肌瘤部位、有无变性相关，而与肌瘤大小、数目关系不大。常见症状有 5 种。

1. 经量增多及经期延长

多见于大的肌壁间肌瘤及黏膜下肌瘤者，肌瘤使宫腔增大子宫内膜面积增加，并影响子宫收缩可有经量增多、经期延长等症状。黏膜下肌瘤伴坏死感染时，可有不规则阴道流血或血样脓性排液。长期经量增多可继发贫血。

2. 下腹肿块

肌瘤初起时腹部摸不到肿块，当肌瘤逐渐增大使子宫超过了 3 个月妊娠大小较易从腹部触及。肿块居下腹正中部位，实性、可活动、无压痛、生长缓慢。巨大的黏膜下肌瘤脱出阴道外，病人可因外阴脱出肿物来就医。

3. 白带增多

肌壁间肌瘤使宫腔面积增大，内膜腺体分泌增多，并伴有盆腔充血致使白带增多；子宫黏膜下肌瘤一旦感染可有大量脓样白带，如有溃烂、坏死、出血时可有血性或脓血性有恶臭的阴道溢液。

4. 压迫症状

子宫前壁下段肌瘤可压迫膀胱引起尿频、尿急；子宫颈肌瘤可引起排尿困难、尿潴留；子宫后壁肌瘤峡部或后壁。可引起下腹坠胀不适、便秘等症状。阔韧带肌瘤或宫颈巨型肌瘤向侧方发展嵌入盆腔内压迫输尿管使上泌尿路受阻，形成输尿管扩张甚至发生肾盂积水。

5. 其他

常见下腹坠胀、腰酸背痛，经期加重。黏膜下和引起宫腔变形的肌壁间肌瘤可引起不孕或流产。

（二）体征

与肌瘤大小，位置，数目及有无变性相关。大肌瘤可在下腹部扪及实质性不规则肿块。妇科检查子宫增大，表面不规则单个或多个结节状突起。浆膜下肌瘤可扪及单个实质性球状肿块与子宫有蒂相连。黏膜下肌瘤位子宫腔内者子宫均匀增大；黏膜下肌瘤脱出子宫颈外口，检查即可看到子宫颈口处有肿物，粉红色，表面光滑，宫颈四周边缘清楚，如伴感染时可有坏死、出血及脓性分泌物。

六、诊断及鉴别诊断

根据病史及体征诊断多无困难。超声是常用的辅助检查手段，能区分子宫肌瘤与其他盆腔肿块。MRI可准确判断肌瘤大小、数目和位置。如有需要，还可选择子宫镜、腹腔镜、子宫输卵管造影等协助诊断。

子宫肌瘤应与下列疾病鉴别：

（一）妊娠子宫

应注意肌瘤囊性变与妊娠子宫先兆流产鉴别。妊娠时有停经史，早孕反应，子宫随停经月份增大变软，借助尿或血 hCG 测定、超声可确诊。

（二）卵巢肿瘤

多无月经改变，呈囊性位于子宫一侧。注意实质性卵巢肿瘤与带蒂浆膜下肌瘤鉴别，肌瘤囊性变与卵巢囊肿鉴别。注意肿块与子宫的关系，可借助超声协助诊断，必要时腹腔镜检查可明确诊断。

（三）子宫腺肌病

局限型子宫腺肌病类似子宫肌壁间肌瘤，质硬，亦可有经量增多等症状。但子宫腺肌病有继发性渐进性痛经史，子宫多呈均匀增大，超声检查可有助于诊断。有时两者可以并存。

（四）子宫恶性肿瘤

1. 子宫肉瘤

好发于围绝经期妇女，生长迅速。多有腹痛、腹部肿块及不规则阴道流血，超声及磁共振检查有助于鉴别。

2. 子宫内膜癌

以绝经后阴道流血为主要症状，好发于老年妇女，子宫呈均匀增大或正常，质软。应注意更年期妇女肌瘤可合并子宫内膜癌。诊刮有助于鉴别。

3. 宫颈癌

有不规则阴道流血及白带增多或异常阴道排液等症状。可借助于超声检查、宫颈细胞学刮片检查、宫颈活组织检查及分段诊刮等鉴别。

（五）其他

盆腔炎性肿块、子宫畸形等可根据病史、体征及超声检查鉴别。

七、处理

处理应根据病人年龄、生育要求、症状及肌瘤的部位、大小综合考虑。
子宫肌瘤的处理可分为：随访观察、药物治疗及手术治疗。

（一）随访观察

无症状的肌瘤病人一般不需治疗，每3~6个月随访1次。若肌瘤明显增大或出现症状可考虑相应的处理。

（二）药物治疗

主要用于减轻症状或术前缩小肌瘤体积。

1. 减轻症状的药物

雄激素：可对抗雌激素，使子宫内膜萎缩，作用于子宫平滑肌增强收缩减少出血，每月总量不超过 300 mg。

2. 术前缩小肌瘤体积的药物治疗

（1）促性腺激素释放激素类似物：采用大剂量连续或长期非脉冲式给药可产生抑制 FSH 和 LH 分泌作用，降低雌二醇到绝经水平，可缓解症状并抑制肌瘤生长；但停药后又逐渐增大到原来大小，而且可产生绝经期综合征、骨质疏松等副作用，故其主要用于：①术前缩小肌瘤，降低手术难度，或使经阴道或腹腔镜手术成为可能，控制症状有利于纠正贫血；②对近绝经妇女，提前过渡到自然绝经，避免手术。

（2）其他药物：米非司酮可作为术前用药或提前绝经使用，但不宜长期应用。此外，某些中药制剂也可以用于子宫肌瘤的药物治疗。

（三）手术治疗

主要用于有严重症状的病人。手术方式包括肌瘤切除术和子宫切除术。手术途径可采用开腹、经阴道、宫腔镜或腹腔镜辅助下手术。

1. 肌瘤切除术

适用于希望保留生育功能的病人。多开腹或腹腔镜辅助下切除；黏膜下肌瘤，尤其是 0 型和 I 型者，多采用子宫镜辅助下切除。

2. 子宫切除术

不要求保留生育功能或疑有恶变者，可行子宫切除术，必要时可于术中行冷冻切片组织学检查。术前应行宫颈细胞学筛查，排除宫颈上皮内病变或宫颈癌。发生于围绝经期的子宫肌瘤要注意排除合并子宫内膜癌。

（四）其他治疗

1. 子宫动脉栓塞术

通过阻断子宫动脉及其分支，减少肌瘤的血供，从而延缓肌瘤的生长，缓解症状。但其可能引起卵巢功能减退并增加潜在的妊娠并发症的风险，故仅选择性地用于部分病人，一般不建议用于有生育要求的病人。

2. 磁共振引导聚焦超声

超声波能量产生的焦点热能可使肌瘤蛋白质变性和细胞坏死，从而缩小肌瘤，适用于无生育要求者。

第四节　子宫颈癌

子宫颈癌（简称宫颈癌）是最常见的妇科恶性肿瘤。我国每年新增宫颈癌病例约 13.5 万，占全球发病数量的 1/3。宫颈癌以鳞状细胞癌为主，高发年龄为50~55 岁。近 40 年由子宫颈细胞学筛查的普遍应用，使宫颈癌和癌前病变得以早期发现和治疗，宫颈癌的发病率和死亡率已有明显下降。但是，近年来宫颈癌发病有年轻化的趋势。

一、组织发生和发展

宫颈转化区为宫颈癌好发部位。目前认为宫颈癌的发生、发展是由量变到质变，由渐变到突变的过程。在转化区形成过程中，宫颈上皮化生过度活跃，加上外来物质刺激（如人乳头瘤病毒感染、精液组蛋白及其他致癌物质），未成熟的化生鳞状上皮或增生的鳞状上皮细胞可出现间变或不典型的表现，即不同程度的不成熟或分化不良，核异常有丝分裂象增加，形成宫颈上皮内病变。随着宫颈上皮内病变的继续发展，突破上皮下基底膜，浸润间质，则形成宫颈浸润癌。一般从宫颈上皮内病变发展为浸润癌需 10~15 年，但约 25% 在 5 年内发展为浸润癌。

二、病理

（一）宫颈鳞状细胞癌

占宫颈癌80%~85%，以具有鳞状上皮分化（即角化）、细胞间桥，而无腺体分化或黏液分泌为病理诊断要点。多数起源于鳞状上皮和柱状上皮交接处移行带区的非典型增生上皮或原位癌。老年妇女宫颈鳞癌可位于子宫颈管内。

1. 巨检

镜下早期浸润癌及极早期宫颈浸润癌肉眼观察常类似宫颈糜烂，无明显异常。随病变发展，可有以下4种类型。

（1）外生型：最常见，癌灶向外生长呈乳头状或菜花样，组织脆，易出血。癌瘤体积较大，常累及阴道，较少浸润宫颈深层组织及宫旁组织。

（2）内生型：癌灶向宫颈深部组织浸润，宫颈表面光滑或仅有轻度糜烂，宫颈扩张、肥大变硬，呈桶状；常累及宫旁组织。

（3）溃疡型：上述两型癌组织继续发展合并感染坏死，脱落后形成溃疡或空洞，似火山口状。

（4）颈管型：指癌灶发生子宫颈管内，常侵入宫颈及子宫下段供血层或转移至盆腔淋巴结。

2. 显微镜检

（1）镜下早期浸润癌：指在原位癌基础上镜检发现小滴状，锯齿状癌细胞团突破基底膜，浸润间质，诊断标准见临床分期。

（2）宫颈浸润癌：指癌灶浸润间质范围已超出镜下早期浸润癌，多呈网状或团块状浸润间质。根据癌细胞分化程度可分为：Ⅰ级：高分化鳞癌（角化性大细胞型），大细胞，有明显角化珠形成，可见细胞间桥，瘤细胞异型性较轻，少或无不正常核分裂（小于2/HPF）；Ⅱ级：中分化鳞癌（非角化性大细胞型），大细胞，少或无角化珠，细胞间桥不明显，异型性明显，核分裂象较多（2~4/HPF）；Ⅲ级：低分化鳞癌即小细胞型，多为未分化小细胞，无角化珠及细胞间桥，细胞异型性明显，核分裂多见（大于 4/HPF），常需作免疫组织化学检查（如细胞角蛋白等）及电镜检查确诊。

（二）宫颈腺癌

占宫颈癌 15%~20%，近年来其发病率有上升趋势。

1. 巨检

大体形态与宫颈鳞癌相同。来自宫颈管内，浸润管壁；或自颈管内向宫颈外口突出生长；常可侵犯宫旁组织；病灶向宫颈管内生长时，宫颈外观可正常但因宫颈管向宫体膨大，宫颈管形如桶状。

2. 显微镜检

主要组织学类型有 3 种。

（1）黏液腺癌：最常见，来源子宫颈管柱状黏液细胞，镜下可见腺体结构，腺上皮细胞增生呈多层，异型性明显，可见核分裂象，腺癌细胞可呈乳突状突入腺腔。可分为高、中、低分化腺癌，随分化程度降低腺上皮细胞和腺管异型性增加，黏液分泌量减少，低分化腺癌中癌细胞呈实性巢、索或片状，少或无腺管结构。

（2）宫颈恶性腺瘤：又称微偏腺癌（MDC），属高分化宫颈内膜腺癌。腺上皮细胞无异型性，但癌性腺体多，大小不一形态多变，呈点状突起伸入宫颈间质深层，常伴有淋巴结转移。

（三）宫颈腺鳞癌

较少见，占宫颈癌 3%~5%。是由储备细胞同时向腺癌和鳞状上皮非典型增生鳞癌发展而形成。癌组织中含有腺癌和鳞癌两种成分。两种癌成分的比例及分化程度均可不同，低分化者预后极差。

（四）其他病理类型

少见病理类型如神经内分泌癌、未分化癌、混合性上皮/间叶肿瘤、间叶肿瘤、黑色素瘤、淋巴瘤等。

三、转移途径

主要为直接蔓延及淋巴转移，血行转移少见。

（一）直接蔓延

最常见，癌组织局部浸润，向邻近器官及组织扩散。向下累及阴道壁，向上由宫颈管累及宫腔；癌灶向两侧扩散可累及主韧带及阴道旁组织直至骨盆壁；晚期可向前、后蔓延侵及膀胱或直肠，形成癌性膀胱阴道瘘或直肠阴道瘘。癌灶压迫或侵及输尿管时，可引起输尿管阻塞及肾积水。

（二）淋巴转移

癌灶局部浸润后累及淋巴管，形成瘤栓，并随淋巴液引流进入局部淋巴结经淋巴引流扩散。淋巴转移一级组包括宫旁、宫颈旁、闭孔、髂内、髂外、髂、骶前淋巴结；二级组为腹股沟深浅、腹主动脉旁淋巴结。

（三）血行转移

极少见，晚期可转移至肺、肝或骨骼等。

四、分期

子宫颈癌的分期是临床分期，FIGO 最新的分期于 2009 年更新。分期应在治疗前进行，治疗后分期不再更改。

五、临床表现

早期宫颈癌常无症状和明显体征，宫颈可光滑或与慢性宫颈炎无区别；宫颈管癌病人，宫颈外观正常亦易漏诊或误诊。病变发展后可出现以下症状和体征。

（一）症状

1. 阴道流血

早期多为接触性出血，发生在性生活后或妇科检查后；后期则为不规则阴道流血。出血量多少根据病灶大小、侵及间质内血管情况而变化；晚期因侵蚀大血管可引起大出血。年轻病人也可表现为经期延长，经量增多；老年病人则常以绝经后出现不规则阴道流血就诊。一般外生型癌出血较早，量多；内生型癌则出血较晚。

2. 阴道排液

多数有阴道排液增多，可为白色或血性，稀薄如水样或米沿状，有腥臭。晚期因癌组织坏死伴感染，可有大量泔水样或脓性恶臭白带。

3. 晚期症状

根据癌灶累及范围，可出现不同的继发症状。邻近组织器官及神经受累时，可出现尿频尿急、便秘、下肢肿胀、疼痛等症状；癌肿压迫或累及输尿管时可引起输尿管梗阻，肾积水及尿毒症；晚期病人可有贫血，恶病质等全身衰竭症状。

（二）体征

宫颈上皮内病变和镜下早期浸润癌肉眼观局部均无明显病灶，宫颈光滑或为轻度糜烂。随宫颈浸润癌生长发展可出现不同体征。外生型者宫颈可见息肉状、菜花状赘生物，常伴感染，质脆易出血；内生型表现为宫颈肥大，质硬，颈管膨大；晚期癌组织坏死脱落形成溃疡或空洞伴恶臭。阴道壁受累时可见阴道穹隆消失及赘生物生长；宫旁组织受累时，三合诊检查可扪及宫颈旁组织增厚、缩短、结节状、质硬或形成冷冻盆腔。

六、诊断

根据病史和临床表现，尤其有接触性阴道出血者，通过"三阶梯"诊断程序，或对宫颈肿物直接进行活体组织检查可以明确诊断。病理检查确诊为宫颈癌后，应由两名有经验的妇科肿瘤医生通过详细全身检查和妇科检查，确定临床分期。根据病人具体情况进行 X 线胸片检查，静脉肾盂造影，膀胱镜及直肠镜检查，超声检查和 CT、MRI、PET 等影像学检查评估病情。

（一）宫颈细胞学检查

是宫颈癌筛查的主要方法，应在宫颈转化区取材，行染色和镜检。临床宫颈细胞学诊断的报告方式主要为巴氏五级分类法和 The Bethesda System（TBS）系统分类。巴氏五级分类法是 1943 年由 G. N. Papanicolaou 提出，曾作为宫颈细胞学的常规检查方在我国部分基层医院细胞室沿用至今，是一种分级诊断的报告方式。TBS 系统是近年来提出的描述性细胞病理学诊断的报告方式，也是世界卫生组织和美国细胞病理学家积极提倡的规范细胞学诊断方式。巴氏Ⅲ级及以上或 TBS 分类中有上皮细胞异常时，均应重复刮片检查并行阴道镜下宫颈活组织检查。

（二）人乳头瘤病毒（HPV）检测

因 HPV 感染是导致宫颈癌的主要病因，目前国内外已经将检测 HPV 感染作为宫颈癌的一种筛查手段。其作为初筛手段可浓缩高危人群，比通常采用的细胞学检测更有效。具有高危因素和己烯雌酚暴露史或细胞学结果大于或等于 ASC-US 的年轻妇女应进行 HPV-DNA 检测，同时建议 HPV-DNA 初筛检测应从 25~30 岁开始。对未明确诊断意义的不典型鳞状上皮细胞或腺上皮细胞（AS-CUS），应用 HPV 检测亦可进行有效的分流。

（三）碘试验

正常宫颈阴道部鳞状上皮含丰富糖原，碘溶液涂染后呈棕色或深褐色，不能染色区说明该处上皮缺乏糖原，可为炎性或有其他病变区。在碘不染色区取材行活检，可提高诊断率。

（四）阴道镜检查

宫颈细胞学检查巴氏Ⅱ级以上、TBS 分类上皮细胞异常，均应在阴道镜下观察宫颈表面病变状况，选择可疑癌变区行活组织检查，提高诊断准确率。

（五）宫颈和宫颈管组织检查

为宫颈癌及其癌前病变确诊的依据。宫颈无明显癌变可疑区时，可在移行区

3、6、9、12 点 4 处取材或行碘试验、阴道镜观察可疑病变区取材作病理检查；所取组织应包括一定间质及邻近正常组织。若宫颈有明显病灶，可直接在癌变区取材。宫颈细胞学阳性但宫颈光滑或宫颈活检阴性，应用小刮匙搔刮宫颈管，刮出物送病理检查。

（六）宫颈锥切术

宫颈细胞学检查多次阳性，而宫颈活检阴性；或活检为高级别宫颈上皮内病变需确诊者，均应做宫颈锥切送病理组织学检查。宫颈锥切可采用冷刀切除、环状电凝切除（LEEP）或冷凝电刀切除术；宫颈组织应作连续病理切片（24～36 张）检查。

七、鉴别诊断

应与有临床类似症状或体征的各种宫颈病变鉴别，主要依据是活组织病理检查。包括：①宫颈良性病变：宫颈柱状上皮异位、息肉、宫颈内膜异位、宫颈腺上皮外翻和宫颈结核性溃疡等；②宫颈良性肿瘤：宫颈黏膜下肌瘤、宫颈管肌瘤、宫颈乳头瘤；③宫颈转移性肿瘤：子宫内膜癌宫颈转移应与原发性宫颈癌相鉴别，同时应注意原发性宫颈癌可与子宫内膜癌并存。

八、处理

应根据临床分期、年龄、全身情况结合医院医疗技术水平及设备条件综合考虑，制订治疗方案，选用适宜措施，重视首次治疗及个体化治疗。主要治疗方法为手术、放疗及化疗，应根据具体情况配合应用。

（一）手术治疗

主要用于ⅠA～ⅡA 的早期病人，其优点是年轻病人可保留卵巢及阴道功能。

1. ⅠA1 期

对于无淋巴管脉管浸润者无生育要求可选用筋膜外全子宫切除术，对要求保留生育功能者可行宫颈锥形切除术（术后病理应注意检查切缘）；有淋巴管脉管浸润者无生育要求建议行改良广泛性子宫切除术和盆腔淋巴结清扫术土腹主动脉旁淋巴结取样术，有生育要求者则建议行锥切术或广泛性宫颈切除术及盆腔淋巴结清扫术土腹主动脉旁淋巴结清扫术。

2. ⅠA2～ⅡA 期

选用广泛性子宫切除术及盆腔淋巴结清扫术，必要时行腹主动脉旁淋巴清扫或取样，年轻病人卵巢正常者可予保留。近年来，对ⅠA1～ⅠB1 期，肿瘤直径小于 2 cm 的未生育年轻病人可选用广泛子宫颈切除术及盆腔淋巴结清扫术，保留病人的生育功能。

（二）放射治疗

适用于Ⅱb 晚期、Ⅲ、Ⅳ期病人，或无法手术病人。包括近距离放疗及体外照射。近距离放疗采用后装治疗机，放射源为 ^{137} 铯（Cs）、^{192} 铱（Ir）等；体外照射多用直线加速器、^{60}Co 等。近距离放疗用以控制局部原发病灶；腔外照射则以治疗宫颈旁及盆腔淋巴结转移灶。早期病例以局部近距离放疗为主，体外照射为辅；晚期则体外照射为主，近距离放疗为辅。

（三）手术及放疗联合治疗

对于局部病灶较大，可先作放疗待癌灶缩小后再手术。手术治疗后有盆腔淋巴结阳性，宫旁组织阳性或手术切缘阳性等高危因素者，可术后补充盆腔放疗+顺铂同期化疗+阴道近距离放疗；阴道切缘阳性者，阴道近距离放疗可以增加疗效。

（四）化疗

主要用于：①宫颈癌灶大于 4 cm 的手术前化疗，目的是使肿瘤缩小，便于手术切除；②与放疗同步化疗，现有的临床试验结果表明，以铂类为基础的同步放化疗较单纯放疗能明显改善ⅠB～ⅣA 期病人的生存期，使宫颈癌复发危险度下降了 40%～60%，死亡危险度下降了 30%～50%；③不能耐受放疗的晚期或复发转移的病人姑息治疗。常用的一线抗癌药物有顺铂、卡铂、紫杉醇、吉西他滨、托泊替康。常用联合化疗方案有顺铂+紫杉醇，卡铂+紫杉醇，顺铂+托泊替康和顺铂+吉西他滨。用药途径可采用静脉或动脉灌注化疗。

九、随访

宫颈癌治疗后复发 50% 在 1 年内，75%～80% 在 2 年内；盆腔局部复发占 70%，远处为 30%。随访内容应包括盆腔检查、阴道涂片细胞学检查（保留宫颈者行宫颈细胞学检查）和高危型 HPV 检查、胸片及血常规等。治疗后 2 年内每 3 月复查 1 次；3～5 年内每 6 月 1 次；第 6 年开始每年复查 1 次。

十、预防

①普及防癌知识，开展性卫生教育，提倡晚婚少育。②注意及重视高危因素及高危人群，有异常症状者应及时就医。③积极治疗性传播疾病；早期发现及诊治 SIL 病人，阻断浸润性宫颈癌发生。④健全及发挥妇女防癌保健网的作用，开展宫颈癌普查普治，做到早期发现，早期诊断，早期治疗。30 岁以上妇女初诊均应常规作宫颈刮片检查和 HPV 检测，异常者应进一步处理。⑤HPV 疫苗目前已用于 HPV 感染及癌前病变的预防，是目前世界上第一个用于肿瘤预防的疫苗。

第五节　子宫内膜癌

子宫内膜癌是发生于子宫内膜的一组上皮性恶性肿瘤，为女性生殖道三大恶性肿瘤之一，占女性全身恶性肿瘤 7%，占女性生殖道恶性肿瘤 20%～30%。

一、发病相关因素

病因不十分清楚。目前认为子宫内膜癌可能有两种发病机制。

Ⅰ型为雌激素依赖型，其发生可能是在无孕激素拮抗的雌激素长期作用下，发生子宫内膜增生症（单纯型或复杂型，伴或不伴不典型增生），继而癌变。该类型占子宫内膜癌的大多数，均为内膜样腺癌，肿瘤分化较好，雌孕激素受体阳性率高，预后好。病人较年轻，常伴有肥胖、高血压、糖尿病、不孕或不育及绝经延迟。大约 20% 内膜癌病人有家族史。大于 50% 的病例有 PTEN 基因突变或失活。

Ⅱ型为非雌激素依赖性型，发病与雌激素无明确关系，与基因突变有关。这类子宫内膜癌的病理形态属少见类型，如子宫内膜浆液性腺癌、透明细胞癌、黏液腺癌等。多见于老年体瘦妇女，在癌灶周围可以是萎缩的子宫内膜，肿瘤恶性度高，分化差，雌孕激素受体多呈阴性，预后不良。

二、病理

（一）巨检

①弥散型：子宫内膜大部分或全部为癌组织侵犯，并突向宫腔，常伴有出血，坏死，较少有肌层浸润。晚期癌灶可侵及深肌层或宫颈，若阻塞宫颈管可引起宫腔积脓。②局灶型：多见子宫腔底部或宫角部，癌灶小，呈息肉或菜花状，易浸润肌层。

（二）镜检及病理类型

1. 内膜样腺癌

占 80%~90%，内膜腺体高度异常增生，上皮复层，并形成筛孔状结构。癌细胞异型明显，核分裂活跃，分化差的腺癌腺体少。腺结构消失，成实性癌块。按腺癌分化程度分为Ⅰ级（高分化 G1），Ⅱ级（中分化 G2），Ⅲ级（低分化 G3）。分级愈高，恶性程度愈高。

2. 黏液性腺癌

占 1%~9%。有大量黏液分泌，腺体密集，间质少，腺上皮复层。癌细胞异型明显，有间质浸润，大多为宫颈黏液细胞分化。

3. 浆液性腺癌

占 1%~9%。癌细胞异型性明显，多为不规则复层排列，呈乳头状或簇状生长，1/3 可伴砂粒体。恶性程度高，易有深肌层浸润和腹腔、淋巴及远处转移，预后极差。无明显肌层浸润时，也可能发生腹腔播散。

4. 透明细胞癌

多呈实性片状，腺管样或乳头状排列，癌细胞胞质丰富、透亮，核呈异型性，或靴钉状，恶性程度高，易早期转移。

5. 其他病理类型

包括神经内分泌癌、混合细胞腺癌、未分化癌等。

三、转移途径

多数子宫内膜癌生长缓慢，局限于内膜或宫腔内时间较长，部分特殊病理类型和低分化癌可发展很快，短期内出现转移。

（一）直接蔓延

癌灶初期沿子宫内膜蔓延生长，向上可沿子宫角延至输卵管，向下可累及宫颈管及阴道。若癌瘤向肌壁浸润，可穿透子宫肌壁，累及子宫浆肌层，广泛种植于盆腹膜，直肠子宫陷凹及大网膜。

（二）淋巴转移

为子宫内膜癌主要转移途径。转移途径与癌肿生长部位有关：宫底部癌灶常沿阔韧带上部淋巴管网，经骨盆漏斗韧带转移至卵巢，向上至腹主动脉旁淋巴结。子宫角或前壁上部病灶沿圆韧带淋巴管转移至腹股沟淋巴结。子宫下段或已累及子宫颈癌灶，其淋巴转移途径与宫颈癌相同，可累及宫旁、闭孔、髂内外及髂总淋巴结。子宫后壁癌灶可沿宫髂韧带转移至直肠淋巴结。约10%的子宫内膜癌经淋巴管逆行引流累及阴道前壁。

（三）血行转移

晚期病人经血行转移至全身各器官，常见部位为肺、肝、骨等。

四、分期

子宫内膜癌的分期现采用 FIGO 2014 年制定的手术-病理分期。

五、临床表现

（一）症状

1. 阴道流血

主要表现为绝经后阴道流血，量一般不多。尚未绝经者可表现为月经增多、经期延长或月经紊乱。

2. 阴道排液

多为血性液体或浆液性分泌物，合并感染则有脓血性排液，恶臭。

3. 下腹疼痛及其他

若癌肿累及宫颈内口，可引起宫腔积脓，出现下腹胀痛及痉挛样疼痛。晚期浸润周围组织或压迫神经可引起下腹及腰骶部疼痛。晚期可出现贫血、消瘦及恶病质等相应症状。

（二）体征

早期子宫内膜癌妇科检查可无异常发现。晚期可有子宫明显增大，合并宫腔积脓时可有明显触痛，宫颈管内偶有癌组织脱出，触之易出血。癌灶浸润周围组织时，子宫固定或在宫旁触及不规则结节状物。

六、诊断

除根据临床表现及体征外，病理组织学检查是确诊的依据。

（一）病史及临床表现

对于绝经后阴道流血、绝经过渡期月经紊乱均应排除内膜癌后再按良性疾病处理。对以下情况妇女要密切随诊：

（1）有子宫内膜癌发病高危因素者如肥胖、不育、绝经延迟者。

（2）多囊卵巢综合征、有长期应用雌激素、他莫昔芬或雌激素增高疾病史者。

（3）有乳腺癌、子宫内膜癌家族史者。

（二）超声检查

经阴道超声检查可了解子宫大小、宫腔形状、宫腔内有无赘生物、子宫内膜厚度、肌层有无浸润及深度，为临床诊断及处理提供参考。

（三）诊断性刮宫

是最常用最有价值的诊断方法，其优点是能获得子宫内膜的组织标本进行病理诊断。

（四）其他辅助诊断方法

1. 子宫内膜活检

目前已有行子宫内膜活检的吸管或一次性刮匙，无需麻醉及扩张宫颈，但由于需要专用器械，国内尚未广泛开展。

2. 宫腔镜检查

可直接观察宫腔及宫颈管内有无癌灶存在，大小及部位，直视下取材活检，减少对早期子宫内膜癌的漏诊，但是否有可能促进癌细胞的扩散存在争议。

3. 其他

MRI、CT、PET-CT 等检查及血清 CA_{125} 测定可协助判断病变范围，有子宫外癌肿播散者其血清 CA_{125} 值可升高。

七、鉴别诊断

（一）绝经过渡期异常子宫出血

以月经紊乱，如经量增多、经期延长及不规则阴道流血为主要表现。妇科检查无异常发现，病理组织学检查是鉴别诊断的主要依据。

（二）老年性阴道炎

主要表现为血性白带，检查时可见阴道黏膜变薄、充血或有出血点、分泌物增加等表现，治疗后可好转，必要时可先作抗感染治疗后再作诊断性刮宫排除子宫内膜癌。

（三）子宫黏膜下肌瘤或内膜息肉

有月经过多或经期延长症状，可行超声检查，宫腔镜及诊刮来确定诊断。

（四）子宫颈管癌、子宫肉瘤及输卵管癌

均可有阴道排液增多或不规则流血。宫颈活检、诊刮及影像学检查可协助鉴别诊断。

八、治疗

治疗原则是以手术为主，辅以放疗、化疗和激素治疗等综合治疗。应根据病人年龄、全身情况、癌变累及范围及组织学类型选用和制订适宜的治疗方案。

（一）治疗方案的选择

子宫内膜癌的治疗流程要根据患者的病情发展阶段以及患者能否进行手术等情况进行具体的选择。

（二）手术分期

开腹后取腹水或腹腔冲洗液进行细胞学检查并单独报告，全面探查，对可疑病变部位取样作冷冻切片检查。行筋膜外全子宫及双附件切除术，剖视宫腔，确定肿瘤生长部位、累及范围，并取癌组织带子宫肌层作冷冻切片了解浸润深度。对浆液性腺癌、透明细胞癌病人常进行大网膜活检或切除。盆腔淋巴结切除术是手术分期的一个重要步骤，但满足以下低危淋巴结转移因素的病人，可以考虑不行淋巴结切除术：①肌层浸润深度小于 1/2；②肿瘤直径小于 2em；③G1 或 G2。此外，有深肌层浸润、子宫内膜样腺癌 G3、浆液性腺癌、透明细胞癌等高危因素的病人，还需行腹主动脉旁淋巴结切除术。手术切除的标本应常规进行病理学检查，癌组织还应行雌、孕激素受体检测，作为术后选用辅助治疗的依据。

（三）放疗

分腔内照射及体外照射。腔内照射多用后装腔内照射，高能放射源为 Co 或

137Cs 体外照射常用 Co 或直线加速器。单纯放疗：仅用于有手术禁忌证或无法手术切除的晚期内膜癌病人。对Ⅰ期 G1，不能接受手术治疗者可选用单纯腔内照射，其他各期均应采用腔内腔外照射联合治疗。术前放疗：主要是为控制、缩小癌灶创造手术机会或缩小手术范围。术后放疗：是对手术-病理分期后具有复发高危因素病人重要的辅助治疗，或作为手术范围不足的补充治疗。

（四）激素治疗

①孕激素治疗：仅用于晚期或复发病人。以高效、大剂量、长期应用为宜，至少应用 12 周方可评定疗效。可延长病人的疾病无进展生存期，对生存率无影响。常用药物：口服甲羟孕酮 200~400 mg/d；己酸孕酮 500 mg，肌注每周 2 次。②抗雌激素制剂治疗：适应证与孕激素相同。他莫昔芬常用剂量为 20~40 mg/d，可先用他莫昔芬 2 周使孕激素受体含量上升后再用孕激素治疗，或与孕激素同时应用。③近年来亦有采用芳香化酶抑制剂或选择性雌激素受体调节剂行激素治疗的报道，如雷洛昔芬。

（五）化疗

为晚期或复发子宫内膜癌的综合治疗措施之一；也可用于术后有复发高危因素病人的治疗以期减少盆腔外的远处转移。常用化疗药物有顺铂、阿霉素、紫杉醇、卡铂、环磷酰胺、氟尿嘧啶等，多为联合应用。子宫内膜浆液性腺癌术后应给予化疗，方案同卵巢上皮癌。

（六）保留生育功能治疗

病例选择尚无统一标准，可按以下标准进行：年龄小于 40 岁；渴望保留生育功能要求，同意承担治疗风险；病灶局限在内膜、高分化；孕激素受体阳性的子宫内膜癌；血清 CA125<35 kU/L。保留生育功能治疗风险大，目前仍处于探索阶段。治疗前应充分告知病人保留生育功能治疗的利弊，3 个月进行一次诊断性刮宫，判断疗效以决定后续治疗。

九、预后

影响预后的因素：①病理类型、组织学分级、肌层浸润深度、淋巴转移及子宫外病灶等；②病人全身状况；③治疗方案选择。

十、随访

治疗后应定期随访，75%~95%复发在术后 2~3 年内。随访内容应包括详细病史（包括新的症状）、盆腔检查（三合诊）、阴道细胞学涂片、X 线胸片、血清 CA125 检测等，必要时可作 CT 及 MRI 检查。一般术后 2~3 年内每 3 个月随访 1 次，3 年后每 6 个月 1 次，5 年后每年 1 次。

十一、预防

预防措施：①普及防癌知识，定期体检；②重视绝经后妇女阴道流血和围绝经期妇女月经紊乱的诊治；③正确掌握雌激素应用指征及方法；④对有高危因素的人群应进行密切随访或监测。

第六节　子宫肉瘤

子宫肉瘤是一组来源于子宫平滑肌、子宫内膜间质和结缔组织的少见的女性生殖系统恶性肿瘤，占子宫恶性肿瘤的 2%~6%，占生殖道恶性肿瘤 1%。多见于 40~60 岁妇女。

一、组织发生及病理

根据 2014 年世界卫生组织和国际妇科病理协会的分类标准，子宫肉瘤主要有以下几种类型：

（一）子宫平滑肌肉瘤

由具有平滑肌分化的细胞组成的子宫恶性肿瘤，占子宫肉瘤 40%。恶性程度高，易发生盆腔血管、淋巴结及肺转移。大体见肿瘤的体积较大，多为单发，切面为均匀一致的黄色或红色结构，呈鱼肉状或豆渣样，因不存在旋涡状编织样结构，有时很难与肌瘤的红色样变区别，需经病理检查才能确诊。镜下平滑肌肉瘤细胞呈梭形，排列紊乱，有核异型，核分裂象大于 5/10 HP。

（二）子宫内膜间质肉瘤

肿瘤来自子宫内膜间质细胞，占子宫肉瘤 15%。分两类。

1. 低级别子宫内膜间质肉瘤

有宫旁组织转移倾向，较少发生淋巴结及肺转移。大体见子宫球状增大，有颗粒或小团块状突起，质如橡皮，富有弹性。切面见肿瘤呈息肉状或结节状，自子宫内膜突向宫腔或侵到肌层。瘤组织呈鱼肉状，均匀一致，呈黄色。镜下瘤细胞侵入肌层肌束间，胞质少，核分裂象少（小于 10/10 HP）。

2. 高级别子宫内膜间质肉瘤

恶性度较高，预后差。大体见肿瘤多发生在子宫底部的内膜，呈息肉状向宫腔突起，质软而碎，常伴有出血坏死。切面呈灰黄色，鱼肉状。当侵入肌层时，肌壁则呈局限性或弥漫性增厚。镜下肿瘤细胞分化程度差，核深染，异型性明显，核分裂象多（大于 10/10 HP）。

（三）上皮和间质混合性肿瘤

1. 癌肉瘤

又称恶性混合性苗勒氏管肿瘤，占子宫肉瘤的 40%～50%。肿瘤的恶性程度很高，多见于绝经后妇女。大体见肿瘤呈息肉状生长，突向宫腔，常为多发性或分叶状。晚期可侵入肌层和周围组织。肿瘤质软，表面光滑。切面灰白色，有出血坏死。镜下见癌和肉瘤两种成分，并可见过渡形态。

2. 腺肉瘤

是含有良性或不典型增生的腺上皮成分及恶性间叶成分的肿瘤。镜下可见被间质挤压呈裂隙状的腺上皮成分，周围间叶细胞排列紧密，细胞轻度异型，核分裂象大于 4 个/10 HP。

（四）其他肉瘤

（1）混杂的间叶细胞肿瘤：包括横纹肌肉瘤、恶性血管周的上皮细胞样肿瘤、血管肉瘤、脂肪肉瘤、骨肉瘤、软骨肉瘤等。

（2）未分化子宫肉瘤：罕见，组织起源尚不清楚，可能来源于子内膜或肌层。

二、临床分期与转移

（一）临床分期

采用 FIGO 2009 年制定的手术病理分期。

（二）转移方式

肿瘤通过直接蔓延及淋巴转移，浸润子宫的邻近器官，转移到区域淋巴结：通过血行播散，转移到肺、肝、脑等远处器官。

三、临床表现

（一）症状

早期症状不明显，随着病情发展可出现下列表现。

1. 阴道不规则流血

最常见，量多少不等。

2. 腹痛

肉瘤生长快，子宫迅速增大或瘤内出血、坏死、子宫肌壁破裂引起急性腹痛。

3. 腹部肿块

病人常主诉下腹部块物迅速增大。

4. 压迫症状及其他

可有膀胱或直肠受压出现尿频 尿急、尿潴留、大便困难等症状。晚期病人全身消瘦贫血低热或出现肺、脑转移相应症状。宫颈肉瘤或肿瘤自宫腔脱垂至阴道内常有大量恶臭分泌物。

（二）体征

子宫增大，外形不规则；宫颈口有息肉或肌瘤样肿块，呈紫红色，极易出血；继发感染后有坏死及脓性分泌物。晚期肉瘤可累及盆侧壁，子宫固定不活动，可转移至肠管及腹腔，但腹水少见。

四、诊断

因子宫肉瘤临床表现与子宫肌瘤及其他恶性肿瘤相似，术前诊断较困难。对绝经后妇女及幼女的宫颈赘生物、迅速长大伴疼痛的子宫肌瘤均应考虑有无肉瘤可能。辅助诊断可选用阴道彩色脉冲多普勒超声检查，诊断性刮宫等。确诊依据为组织病理学检查。

五、治疗

治疗原则以手术为主。Ⅰ期子宫肉瘤的标准手术方式为子宫全切术士双附件切除术（年轻子宫平滑肌肉瘤病人在充分知情同意情况下可考虑保留卵巢）。Ⅱ期及以上能手术者可行子宫全切术+双附件切除术+肿瘤细胞减灭术。由于多个研究显示切除腹膜后淋巴结并无治疗效果，不能改善病人的预后，因此，2014年 NCCN 指南明确推荐，除非发现淋巴结病理性增大，则子宫肉瘤不需切除淋巴结。根据病理类型和分期，制订个体化术后治疗方案。

（一）低级别子宫内膜间质肉瘤

含雌孕激素受体，对孕激素治疗有一定效果，故Ⅰ期辅以激素治疗，Ⅱ～Ⅳ期予激素治疗+放疗。常用激素类药物有醋酸甲羟孕酮、醋酸甲地孕酮、芳香酶抑制剂、GnRH 拮抗剂。

（二）子宫平滑肌肉瘤或高级别子宫内膜间质肉瘤

Ⅰ期可选择观察或化疗；Ⅱ～Ⅳ期可选择化疗和（或）放疗。化疗药物可单用或联合，推荐联合化疗方案包括吉西他滨+多西紫杉醇、多柔比星+异环磷酰胺等，单用药以多柔比星疗效较佳。

六、预后

复发率高，预后差，五年生存率 30%～50%。预后与肉瘤类型、恶性程度、肿瘤分期、有无血管淋巴转移及治疗方法的选用有关。子宫平滑肌肉瘤及低级别子宫内膜间质肉瘤预后相对较好；高级别子宫内膜间质肉瘤及癌肉瘤预后差。

第七节　卵巢肿瘤

卵巢肿瘤是常见的妇科肿瘤，由于卵巢位于盆腔深部，早期病变不易发现，一旦出现症状多属晚期，应高度警惕。卵巢上皮性肿瘤好发于 50～60 岁的妇女，五年生存率一直徘徊于 30%～40%，死亡率居妇科恶性肿瘤首位，已成为严重威胁妇女生命和健康的主要肿瘤。卵巢生殖细胞肿瘤多见于 30 岁以下的年轻女性，恶性程度高，由于有效化疗方案的应用，使卵巢恶性生殖细胞肿瘤的治疗效果有了明显的提高，死亡率从 90% 降至 10%。

一、卵巢肿瘤概论

卵巢组织成分非常复杂，是全身各脏器原发肿瘤类型最多的器官，不同类型卵巢肿瘤的组织学结构和生物学行为都存在很大的差异。除组织类型繁多外，尚有良性、交界性和恶性之分。卵巢亦为胃肠道恶性肿瘤、乳腺癌、子宫内膜癌等的常见转移部位。

（一）组织学分类

最常用的分类是世界卫生组织（WHO）的卵巢肿瘤组织学分类。该分类于1973 年制定，2003 年修改，2014 年再次修订。主要的组织学分类如下：

1. 上皮性肿瘤

占原发性卵巢肿瘤 50%～70%，其恶性类型占卵巢恶性肿瘤的 85%～90% 来源于卵巢表面的生发上皮，而生发上皮来自原始的体腔上皮，具有分化为各种苗勒管上皮的潜能。若向输卵管上皮分化，形成浆液性肿瘤；向宫颈黏膜分化，形成黏液性肿瘤；向子宫内膜分化，形成子宫内膜样肿瘤。

2. 生殖细胞肿瘤

占卵巢肿瘤的20%~40%。生殖细胞来源于生殖腺以外的内胚叶组织，在其发生、移行及发育过程中，均可发生变异，形成肿瘤。生殖细胞有发生多种组织的功能。未分化者为无性细胞瘤，胚胎多能者为胚胎癌，向胚胎结构分化为畸胎瘤，向胚外结构分化为内胚窦瘤、绒毛膜癌。

3. 性索间质肿瘤

约占卵巢肿瘤的5%。性索间质来源于原始体腔的间叶组织，可向男女两性分化。性索向上皮分化形成颗粒细胞瘤或支持细胞瘤；向间质分化形成卵泡膜细胞瘤或间质细胞瘤。此类肿瘤常有内分泌功能，故又称功能性卵巢肿瘤。

4. 继发性肿瘤

占卵巢肿瘤的5%~10%，其原发部位多为胃肠道、乳腺及生殖器官。

（二）临床表现

1. 卵巢良性肿瘤

早期肿瘤较小，多无症状，常在妇科检查时偶然发现。肿瘤增至中等大时，感腹胀或腹部扪及肿块，边界清楚。妇科检查在子宫一侧或双侧触及球形肿块，多为囊性，表面光滑、活动与子宫无粘连。若肿瘤长大充满盆、腹腔即出现压迫症状，如尿频、便秘、气急、心悸等。腹部膨隆，肿块活动度差，叩诊呈实音，无移动性浊音。

2. 卵巢恶性肿瘤

早期常无症状，可在妇科检查发现。主要症状为腹胀、腹部肿块及腹水，症状的轻重决定于：①肿瘤的大小、位置、侵犯邻近器官的程度；②肿瘤的组织学类型；③有无并发症。肿瘤若向周围组织浸润或压迫神经，可引起腹痛、腰痛或下肢疼痛；若压迫盆腔静脉，出现下肢水肿；若为功能性肿瘤，产生相应的雌激素或雄激素过多症状。晚期可表现消瘦、严重贫血等恶病质征象。三合诊检查在阴道后穹隆触及盆腔内硬结节，肿块多为双侧，实性或半实性，表面凹凸不平，不活动，常伴有腹水。有时在腹股沟、腋下或锁骨上可触及肿大淋巴结。

（三）并发症

1. 蒂扭转

为常见的妇科急腹症，约 10% 卵巢肿瘤并发蒂扭转。好发于瘤蒂长、中等大、活动度良好、重心偏于一侧的肿瘤（如畸胎瘤）。常在病人突然改变体位时，或妊娠期和产褥期子宫大小、位置改变时发生蒂扭转。卵巢肿瘤扭转的蒂由骨盆漏斗韧带、卵巢固有韧带和输卵管组成。发生急性扭转后静脉回流受阻，瘤内极度充血或血管破裂瘤内出血，致使瘤体迅速增大，后因动脉血流受阻，肿瘤发生坏死变为紫黑色，可破裂和继发感染。其典型症状是突然发生一侧下腹剧痛，常伴恶心、呕吐甚至休克，系腹膜牵引绞窄引起。妇科检查扪及肿物张力大，压痛，以瘤蒂部最明显。有时不全扭转可自然复位，腹痛随之缓解。蒂扭转一经确诊，应尽快行剖腹手术，术时应在蒂根下方钳夹后再将肿瘤和扭转的瘤蒂切除，钳夹前不可将扭转回复，以防栓塞脱落。

2. 破裂

约 3% 卵巢肿瘤会发生破裂，破裂有自发性和外伤性两种。自发性破裂常因肿瘤生长过速所致，多为肿瘤浸润性生长穿破囊壁；外伤性破裂常因腹部受重击、分娩、性交、妇科检查及穿刺等引起。其症状轻重取决于破裂口大小、流入腹腔囊液的性质和数量。小囊肿或单纯浆液性囊腺瘤破裂时，病人仅感轻度腹痛；大囊肿或成熟畸胎瘤破裂后，常致剧烈腹痛、伴恶心呕吐，有时导致腹腔内出血、腹膜炎及休克。妇科检查可发现腹部压痛、腹肌紧张，可有腹水征，原有肿块摸不到或扪及缩小张力低的肿块。疑有肿瘤破裂应立即剖腹探查，术中应尽量吸净囊液，并涂片行细胞学检查，清洗腹腔及盆腔，切除标本应行仔细的肉眼观察，尤需注意破口边缘有无恶变并送病理学检查。

3. 感染

较少见，多因肿瘤扭转或破裂后引起，也可来自邻近器官感染灶如阑尾炎扩散。临床表现为发热、腹痛、肿块及腹部压痛、反跳痛、腹肌紧张及白细胞增多等。治疗应先应用抗生素抗感染，后行手术切除肿瘤。若短期内感染不能控制，宜急诊手术。

4. 恶变

卵巢良性肿瘤可发生恶变，恶变早期无症状，不易发现。若发现肿瘤生长迅速，尤其双侧性，应考虑恶变。近年来，子宫内膜异位囊肿恶变引起临床高度关注，因此，确诊为卵巢肿瘤者应尽早手术明确性质。

（四）诊断

病理学是诊断卵巢肿瘤的标准。临床表现和相关的辅助检查有助于诊断。

卵巢肿瘤无特异性症状，常于体检时发现。根据病人的年龄、病史及局部体征等特点可初步确定是否为卵巢肿瘤，并对良、恶性进行评估。术前常用的辅助诊断方法有：

1. 影像学检查

（1）超声：能检测肿块部位、大小、形态，提示肿瘤性质，鉴别卵巢肿瘤、腹水和结核性包裹性积液，超声检查的临床诊断符合率>90%。通过彩色多普勒超声扫描，能测定卵巢及其新生组织血流变化，有助于诊断。

（2）胸部、腹部 X 线平片：对判断有无胸腔积液、肺转移和肠梗阻有诊断意义。卵巢畸胎瘤，腹部平片可显示牙齿及骨质，囊壁为密度增高的钙化层，囊腔呈放射透明阴影。

（3）CT 检查：可清晰显示肿块形态，良性肿瘤多呈均匀性吸收，囊壁薄，光滑；恶性肿瘤轮廓不规则，并向周围浸润或伴腹水；CT 还可显示有无肝、肺结节及腹膜后淋巴结转移。

（4）磁共振成像（MRI）：MRI 具有较高的软组织分辨度，在判断子宫病变的性质、评估肿瘤局部浸润的程度、周围脏器的浸润、有无淋巴转移、有无肝脾转移和确定手术方式有重要参考价值。

（5）PET-CT 检查：正电子发射计算机断层显像（PET-CT）是将 PET 与

CT 完美融为一体的现代影像学检查。由 PET 提供病灶详尽的功能与代谢等分子信息，而 CT 提供病灶的精确解剖定位，一次显像可获得全身各方位的断层图像，具有灵敏、准确、特异及定位精确等特点，可一目了然地了解全身整体状况，达到早期发现病灶和诊断疾病的目的。PET-CT 更有助于复发卵巢癌的定性和定位诊断。

2. 肿瘤标志物

不同类型卵巢肿瘤有相对较为特殊标志物，可用于辅助诊断及病情监测。

（1）CA125：80% 卵巢上皮癌病人 CA125 水平高于正常值；90% 以上病人 CA125 水平的高低与病情缓解或恶化相一致，可用于病情监测，敏感性高。

（2）人附睾蛋白 4（HE4）：是一种新的卵巢癌肿瘤标志物。正常生理情况下，HE4 在卵巢癌组织和病人血清中均高度表达，可用于卵巢癌的早期检测、鉴别诊断、治疗监测及预后评估。88% 的卵巢癌病人都会出现 HE4 升高的现象。与 CA125 相比，HE4 的敏感度更高、特异性更强，尤其是在疾病初期无症状表现的阶段。HE4 与 CA125 两者联合应用，诊断卵巢癌的敏感性可增加到 92%，并将假阴性结果减少 30%，大大增加了卵巢癌诊断的准确性。

（3）CA199 和 CEA 等肿瘤标志物在卵巢上皮癌病人中也会升高，尤其对卵巢黏液性癌的诊断价值较高。

（4）AFP：对卵巢内胚窦瘤有特异性价值，对未成熟畸胎瘤、混合性无性细胞瘤中含卵黄囊成分者有协助诊断意义。

（5）hCG：对于原发性卵巢绒癌有特异性。

（6）性激素：颗粒细胞瘤、卵泡膜细胞瘤可产生较高水平雌激素。

3. 腹腔镜检查

可直接观察肿块状况，对盆腔、腹腔及横膈部位进行窥视，并在可疑部位进行多点活检，抽吸腹腔液行细胞学检查。

4. 细胞学检查

腹水或腹腔冲洗液找癌细胞对 Ⅰ 期病人进一步确定分期及选择治疗方法有意

义，若有胸水应作细胞学检查确定有无胸腔转移。

（五）鉴别诊断

1. 卵巢良性肿瘤的鉴别诊断

（1）卵巢瘤样病变：滤泡囊肿和黄体囊肿最常见。多为单侧，直径小于5 cm，壁薄，暂行观察或口服避孕药，2~3个月内自行消失，若持续存在或长大，应考虑为卵巢肿瘤。

（2）输卵管卵巢囊肿：为炎性囊性积液，常有不孕或盆腔感染史，两侧附件区条形囊性肿块，边界较清，活动受限。

（3）子宫肌瘤：浆膜下肌瘤或肌瘤囊性变易与卵巢实体瘤或囊肿混淆。肌瘤常为多发性，与子宫相连，检查时肿瘤随宫体及宫颈移动。超声检查可协助鉴别。

（4）妊娠子宫：妊娠早期或中期时，子宫增大变软，峡部更软，三合诊时宫体与宫颈似不相连，易将宫体误认为卵巢肿瘤。但妊娠妇女有停经史，作hCG测定或超声检查即可鉴别。

（5）腹水：大量腹水应与巨大卵巢囊肿鉴别，腹水常有肝病、心脏病史，平卧时腹部两侧突出如蛙腹，叩诊腹部中间鼓音，两侧浊音，移动性浊音阳性；超声检查见不规则液性暗区，液平面随体位改变，其间有肠曲光团浮动，无占位性病变。巨大囊肿平卧时腹部中间隆起，叩诊浊音，腹部两侧鼓音，无移动性浊音，边界清楚；超声检查见圆球形液性暗区，边界整齐光滑，液平面不随体位移动。

2. 卵巢恶性肿瘤的鉴别诊断

（1）子宫内膜异位症

子宫内膜异位症形成的粘连性肿块及直肠子宫陷凹结节与卵巢恶性肿瘤很难鉴别。前者常有进行性痛经、月经多，经前不规则阴道流血等。超声检查、腹腔镜检查是有效的辅助诊断方法，必要时应剖腹探查确诊。

（2）结核性腹膜炎

常合并腹水，盆腹腔内形成粘连性肿块。但多发生于年轻、不孕妇女，伴月经稀少或闭经。多有肺结核史；有消瘦、乏力、低热、盗汗、食欲缺乏等全身症状。妇科检查肿块位置较高，形状不规则，界限不清，不活动。叩诊时鼓音和浊音分界不清。X线胸片检查、结核菌素试验等可协助诊断，必要时行剖腹探查取材行活体组织检查确诊。

（3）生殖道以外的肿瘤

需与腹膜后肿瘤、直肠癌、乙状结肠癌等鉴别。腹膜后肿瘤固定不动，位置低者使子宫、直肠或输尿管移位。直肠癌和乙状结肠癌多有相应的消化道症状，超声检查、钡剂灌肠、乙状结肠镜检等有助于鉴别。

（4）转移性卵巢肿瘤

与卵巢原发恶性肿瘤不易鉴别。对于双侧性、中等大、肾形、活动的实性肿块，应疑为转移性卵巢肿瘤，有消化道癌、乳癌病史者，更要考虑转移性卵巢肿瘤诊断。若病人有消化道症状应作胃镜检查，此外要排除其他可能的原发肿瘤。如未发现原发性肿瘤病灶，应作剖腹探查。

（5）慢性盆腔炎

有流产或产褥感染病史，有发热、下腹痛，妇科检查附件区有肿块及组织增厚、压痛、片状块物达盆壁。用抗生素治疗症状缓解，块物缩小。若治疗后症状、体征无改善．或块物增大，应考虑为盆腔或卵巢恶性肿瘤可能。超声检查有助于鉴别。

（六）恶性肿瘤的转移途径

卵巢恶性肿瘤的转移特点是外观局限的肿瘤，可在腹膜、大网膜、腹膜后淋巴结、横膈等部位有亚临床转移。主要通过直接蔓延及腹腔种植，瘤细胞可直接侵犯包膜，累及邻近器官，并广泛种植于盆腹膜及大网膜、横膈、肝表面。淋巴道也是重要的转移途径，有3种方式：①沿卵巢血管经卵巢淋巴管向上到腹主动脉旁淋巴结；②沿卵巢门淋巴管达髂内、髂外淋巴结，经信总至腹主动脉旁淋巴结；③偶有沿圆韧带入落外及腹股沟淋巴结。横膈为转移的好发部位，尤其右膈下淋巴丛密集，故最易受侵犯。血行转移少见，晚期可转移到肺、胸膜及肝。

（七）卵巢恶性肿瘤临床分期

卵巢恶性肿瘤临床分期现多采用 FIGO2013 年手术-病理分期，用以估计预后和比较疗效。

（八）治疗

一经发现卵巢肿瘤，应行手术。手术目的：①明确诊断；②切除肿瘤；③恶性肿瘤进行手术-病理分期。术中不能确定肿瘤性质者，应将切下的卵巢肿瘤进行快速冷冻组织病理学检查，明确诊断。手术可通过腹腔镜和（或）剖腹进行。术后应根据卵巢肿瘤的性质、组织学类型、手术-病理分期等因素来决定是否进行辅助治疗。

（九）随访与监测

卵巢恶性肿瘤易于复发，应长期予以随访和监测。

1. 随访时间

术后 1 年内每月 1 次；术后 2 年每 3 月 1 次；术后 3~5 年视病情 4~6 月 1 次；5 年以后者每年 1 次。

2. 监测内容

临床症状、体征、全身检查及盆腔检查（包括三合诊检查），超声检查。必要时作 CT 或 MRI 检查。肿瘤标志物测定，如 CA125、HE4、CA199、CEA、AFP、hCG、雌激素和雄激素等可根据病情选用。

（十）妊娠合并卵巢肿瘤

妊娠合并良性肿瘤以成熟囊性畸胎瘤及浆液性（或黏液性）囊腺瘤居多，占妊娠合并卵巢肿瘤的 90%，恶性者以无性细胞瘤及浆液性囊腺癌为多。若无并发症，妊娠合并卵巢肿瘤一般无明显症状。早孕时三合诊即能查得。中期妊娠以后不易查得，需依靠病史及超声诊断。

早孕时肿瘤嵌入盆腔可能引起流产，中期妊娠时易并发蒂扭转，晚期妊娠时若肿瘤较大可导致胎位异常，分娩时可引起肿瘤破裂，若肿瘤位置低可梗阻产道导致难产。妊娠时盆腔充血，可能使肿瘤迅速增大，并促使恶性肿瘤扩散。

早孕合并卵巢囊肿，以等待至妊娠 3 个月后进行手术为宜，以免诱发流产。妊娠晚期发现者，可等待至足月，临产后若肿瘤阻塞产道即行剖宫产，同时切除肿瘤。

若诊断或疑为卵巢恶性肿瘤，应尽早手术，其处理原则同非孕期。

二、卵巢原发上皮性肿瘤

卵巢上皮性肿瘤为最常见的卵巢肿瘤，多见于中老年妇女，很少发生在青春期前女孩和婴幼儿。卵巢上皮性肿瘤分为良性、交界性和恶性。交界性肿瘤是指上皮细胞增生活跃及核异型，核分裂象增加，表现为上皮细胞层次增加，但无间质浸润，是一种低度潜在恶性肿瘤，生长缓慢，转移率低，复发迟。卵巢上皮性癌发展迅速，不易早期诊断，治疗困难，死亡率高。

（一）发病原因及高危因素

卵巢上皮癌的发病原因一直未明。近年的研究证据表明，卵巢癌由卵巢表面生发上皮起源假说缺乏科学依据，卵巢外起源学说则引起高度重视，并提出了上皮性卵巢癌发生的二元理论。二元论将卵巢上皮癌分为两型，Ⅰ型卵巢癌包括了低级别卵巢浆液性癌及低级别卵巢子宫内膜样癌、透明细胞癌、黏液性癌和移行细胞癌；Ⅱ型卵巢癌包括了高级别卵巢浆液性癌及高级别卵巢子宫内膜样癌、未分化癌和恶性中胚叶混合性肿瘤（癌肉瘤）。Ⅰ型卵巢癌起病缓慢，常有前驱病变，多为临床早期，预后较好；Ⅱ型卵巢癌发病快，无前驱病变，侵袭性强，多为临床晚期，预后不良。两型卵巢癌的发生、发展可能有两种不同的分子途径，因而具有不同的生物学行为。高级别卵巢浆液性癌大多起源于输卵管的观点已被国际上多数学者所接受。

此外，下列因素也可能与卵巢上皮癌的发病密切相关。

1. 遗传因素

5%～10%的卵巢上皮癌具有遗传异常。上皮性卵巢癌的发生与三个遗传性癌综合征有关，即：遗传性乳腺癌-卵巢癌综合征（HBOC），遗传性位点特异性卵巢癌综合征（HSSOC），和遗传性非息肉性结直肠癌综合征（HNPCC），最常见的是 HBOC。真正的遗传性卵巢癌和乳腺癌一样，主要是由于 BRCA1 和 BRCA2 基因突变所致，属于常染色体显性遗传。

2. 子宫内膜异位症

相关的形态学和分子遗传学的证据提示，卵巢子宫内膜样癌和透明细胞癌可能来源于子宫内膜异位症的病灶恶变。抑癌基因 ARID1A 基因突变不仅见于卵巢子宫内膜样癌和透明细胞癌的癌组织，同时见于邻近的子宫内膜异位症和癌变前期病灶，这是卵巢子宫内膜样癌和透明细胞癌起源异位子宫内膜的有力证据。

3. 持续排卵

持续排卵使卵巢表面上皮不断损伤与修复，其结果一方面在修复过程中卵巢表面上皮细胞突变的可能性增加。减少或抑制排卵可减少卵巢上皮由排卵引起的损伤，可能降低卵巢癌发病危险。流行病学调查发现卵巢癌危险因素有未产、不孕，而多次妊娠、哺乳和口服避孕药有保护作用。

（二）组织学类型

卵巢上皮肿瘤组织学类型主要有 6 种。

1. 浆液性肿瘤

（1）浆液性囊腺瘤：约占卵巢良性肿瘤的 25%。多为单侧，球形，大小不等，表面光滑，囊性，壁薄，内充满淡黄色清亮液体。有单纯性及乳头状两型，前者多为单房，囊壁光滑；后者常为多房，可见乳头，向囊外生长。镜下见囊壁为纤维结缔组织，内为单层柱状上皮，乳头分支较粗，间质内见砂粒体（成层的钙化小球状物）。

（2）交界性浆液性囊腺瘤：中等大小，多为双侧，乳头状生长在囊内较少，多向囊外生长。镜下见乳头分支纤细而密，上皮复层不超过 3 层，细胞核轻度异型，核分裂象小于 1/HP，无间质浸润，预后好。对于存在浸润性种植病人，晚期和复发概率增加。

（3）浆液性囊腺癌：占卵巢恶性肿瘤的 40%～50%。多为双侧，体积较大，半实质性。结节状或分叶状，灰白色，或有乳突状增生，切面为多房，腔内充满乳头，质脆，出血、坏死。镜下见囊壁上皮明显增生，复层排列，一般在 4～5 层以上。癌细胞为立方形或柱状，细胞异型明显，并向间质浸润。

2. 黏液性肿瘤

黏液性肿瘤组织学上分为肠型、宫颈型或混合型，由肠型黏膜上皮或宫颈管黏膜上皮组成。

（1）黏液囊腺瘤：占卵巢良性肿瘤的 20%。多为单侧，圆形或卵圆形，体积较大，表面光滑，灰白色。切面常为多房，囊腔内充满胶冻样黏液，含黏蛋白和糖蛋白，囊内很少有乳头生长。镜下见囊壁为纤维结缔组织，内衬单层柱状上皮；可见杯状细胞及嗜银细胞。恶变率为 5%～10%。偶可自行破裂，瘤细胞种植在腹膜上继续生长并分泌黏液，在腹膜表面形成胶冻样黏液团块，极似卵巢癌转移，称腹膜假黏液瘤。腹膜假性黏液瘤主要继发于肠型分化的肿瘤，瘤细胞呈良性，分泌旺盛，很少见细胞异型和核分裂，多限于腹膜表面生长，一般不浸润脏器实质。手术是主要治疗手段，术中应尽可能切净所有肿瘤。然而，手术很少能根治，本病复发率高，病人需要多次手术，病人常死于肠梗阻。

（2）交界性黏液性囊腺瘤：一般较大，少数为双侧，表面光滑，常为多房。切面见囊壁增厚，由实质区和乳头状形成，乳头细小、质软。镜下见上皮不超过 3 层，细胞轻度异型，细胞核大、染色深，有少量核分裂，增生上皮向腔内突出形成短粗的乳头，无间质浸润。

（3）黏液性囊腺癌：占卵巢恶性肿瘤的 10%。多为单侧，瘤体较大，囊壁可见乳头或实质区，切面为囊、实性，囊液混浊或血性。镜下见腺体密集，间质较少，腺上皮超过 3 层，细胞明显异型，并有间质浸润。

3. 卵巢子宫内膜样肿瘤

良性瘤较少见，为单房，表面光滑，囊壁衬以单层柱状上皮，似正常子宫内膜。囊内被覆扁平上皮，间质内可有含铁血黄素的吞噬细胞。子宫内膜样交界性瘤很少见。卵巢子宫内膜样癌占卵巢恶性肿瘤的 10%～24%，肿瘤单侧多，中等大，囊性或实性，有乳头生长，囊液多为血性。镜下特点与子宫内膜癌极相似，多为高分化腺癌或腺棘皮癌，常并发子宫内膜异位症和子宫内膜癌，不易鉴别何者为原发或继发。

4. 透明细胞肿瘤

来源于苗勒氏管上皮，良性罕见，交界性者上皮由 1~3 层多角形靴钉状细胞组成，核有异型性但无间质浸润，常合并透明细胞癌存在。透明细胞癌占卵巢癌 5%~11%，病人均为成年妇女，平均年龄 48~58 岁，10%合并高钙血症。常合并子宫内膜异位症（25%~50%）。易转移至腹膜后淋巴结，对常规化疗不明感。呈囊实性，单侧多，较大；镜下瘤细胞质丰富或呈泡状，含丰富糖原，排列成实性片、索状或乳头状；瘤细胞核异型性明显，深染，有特殊的靴钉细胞附于囊内及管状结构。

5. 勃勒纳瘤

由卵巢表面上皮向移行上皮分化而形成，占卵巢肿瘤 1.5%~2.5%。多数为良性，单侧，体积小（直径小于 5 cm），表面光滑，质硬，切面灰白色漩涡或编织状。小肿瘤常位于卵巢髓质近卵巢门处。亦有交界性及恶性。

6. 未分化癌

在未分化癌中，小细胞癌最有特征。发病年龄 9~43 岁，平均 24 岁，70%病人有高血钙。常为单侧，较大，表面光滑或结节状，切面为实性或囊实性，质软、脆，分叶或结节状，褐色或灰黄色，多数伴有坏死出血。镜检癌细胞为未分化小细胞，圆形或梭形，胞质少，核圆或卵圆有核仁，核分裂多见。细胞排列紧密，呈弥散、巢状，片状生长。恶性程度极高，预后极差，90%病人在 1 年内死亡。

（三）组织学分级

2014 年版 WHO 女性生殖道肿瘤分类中，对卵巢上皮癌的组织学分级达成共识。浆液性癌分为低级别癌与高级别癌两类。子宫内膜样癌根据 FIGO 分级系统分 3 级，1 级实性区域小于 5%，2 级实性区域 5%~50%，3 级实性区域大于

50%。黏液性癌不分级，但分为3型：①非侵袭性（上皮内癌），②侵袭性（膨胀性或融合性），③侵袭性（浸润型）。浆黏液性癌按不同的癌成分各自分级。透明细胞癌和未分化癌本身为高级别癌，不分级。

肿瘤组织学分级对病人预后有重要的影响，应引起重视。

（四）治疗

1. 良性肿瘤

若卵巢肿块直径小于5 cm，疑为卵巢瘤样病变，可作短期观察。一经确诊为卵巢良性肿瘤，应手术治疗。根据病人年龄、生育要求及对侧卵巢情况决定手术范围。年轻、单侧良性肿瘤应行患侧卵巢囊肿剥出或卵巢切除术，尽可能保留正常卵巢组织和对侧正常卵巢；即使双侧良性囊肿，也应争取行囊肿剥出术，保留正常卵巢组织。围绝经期妇女可行单侧附件切除或子宫及双侧附件切除术。术中剖开肿瘤肉眼观察区分良、恶性，必要时作冷冻切片组织学检查明确性质，确定手术范围。若肿瘤大或可疑恶性，尽可能完整取出肿瘤，防止囊液流出及瘤细胞种植于腹腔。巨大囊肿可穿刺放液，待体积缩小后取出，穿刺前须保护穿刺周围组织，以防囊液外溢，放液速度应缓慢，以免腹压骤降发生休克。

2. 交界性肿瘤

手术是卵巢交界性肿瘤最重要的治疗，手术治疗的目标是将肿瘤完全切除。卵巢交界瘤建议行全面分期手术，是否要行腹膜后淋巴结系统切除或取样活检，多数学者倾向否定意见，尤其是卵巢黏液性肿瘤。年轻病人可考虑行保留生育功能治疗。晚期复发是卵巢交界瘤的特点，78%在5年后甚至10~20年后复发。复发的肿瘤一般仍保持原病理形态，即仍为交界性肿瘤，复发的肿瘤一般仍可切除。

卵巢交界性瘤一般不主张进行术后化疗，化疗仅在以下几种情况考虑应用：①肿瘤期别较晚，有广泛种植，术后可施行3~6个疗程化疗；②有大网膜，淋巴结或其他远处部位浸润性种植的病人更可能发生早期复发，这些病人应按照低级别浆液性癌进行化疗。

3. 恶性肿瘤

治疗原则是手术为主，辅以化疗、放疗及其他综合治疗。

（五）预后

预后与分期、组织学分类及分级、病人年龄及治疗方式有关。以分期最重要，期别越早预后越好。据文献报道Ⅰ期卵巢癌，病变局限于包膜内，五年生存率达90%。若囊外有赘生物、腹腔冲洗液找到癌细胞降至68%；Ⅲ期卵巢癌，五年生存率为30%~40%；Ⅳ期卵巢癌仅为10%。低度恶性肿瘤疗效较恶性程度高者为佳，细胞分化良好者疗效较分化不良者好。对化疗药物敏感者，疗效较好。术后残余癌灶直径小于1 cm者，化疗效果较明显，预后良好。

（六）预防

卵巢上皮癌的病因不清，难以预防。但若能积极采取措施对高危人群严密监测随访，早期诊治可改善预后。

1. 高危人群严密监测

40岁以上妇女每年应行妇科检查；高危人群每半年检查一次，早期发现或排除卵巢肿瘤。若配合超声检查、CA125检测等则更好。

2. 早期诊断及处理

卵巢实性肿瘤或囊肿直径大于5 cm者，应及时手术切除。重视青春期前、绝经后或生育年龄口服避孕药的妇女发现卵巢肿大，应及时明确诊断。盆腔肿块诊断不清或治疗无效者，应及早行腹腔镜检查或剖腹探查，早期诊治。

3. 乳癌和胃肠癌的女性病人

治疗后应严密随访，定期作妇科检查，确定有无卵巢转移癌。

4. 家族史和基因检测

家族史和基因检测是临床医生决定是否行预防性卵巢切除的主要考虑因素，基因检测是最关键的因素。对BRCA1（+）的HOCS家族成员行预防性卵巢切除是合理的。

三、卵巢生殖细胞肿瘤

卵巢生殖细胞肿瘤是指来源于胚胎性腺的原始生殖细胞而具有不同组织学特征的一组肿瘤，其发病率仅次于上皮性肿瘤，多发生于年轻的妇女及幼女，绝经后仅占 4%。卵巢恶性生殖细胞肿瘤恶性程度大，死亡率高。由于找到有效的化疗方案，使其预后大为改观。卵巢恶性生殖细胞肿瘤的存活率分别由过去的 10% 提高到目前 90%，大部分病人可行保留生育功能的治疗。

（一）病理分类

1. 畸胎瘤

由多胚层组织结构组成的肿瘤，偶见含一个胚层成分。肿瘤组织多数成熟，少数未成熟；多数为囊性，少数为实性。肿瘤的良、恶性及恶性程度取决于组织分化程度，而不决定于肿瘤质地。

成熟畸胎瘤：又称皮样囊肿，属良性肿瘤，占卵巢肿瘤的 10%~20%，占生殖细胞肿瘤的 85%~97%，占畸胎瘤的 95% 以上。可发生于任何年龄，以 20~40 岁居多。多为单侧，双侧占 10%~17%。中等大小，呈圆形或卵圆形，壁光滑、质韧。多为单房，腔内充满油脂和毛发，有时可见牙齿或骨质。囊壁内层为复层鳞状上皮，壁上常见小丘样隆起向腔内突出称"头节"。肿瘤可含外、中、内胚层组织。偶见向单一胚层分化，形成高度特异性畸胎瘤，如卵巢甲状腺肿，分泌甲状腺激素，甚至引起甲亢。成熟囊性畸胎瘤恶变率为 2%~4%，多见于绝经后妇女；"头节"的上皮易恶变，形成鳞状细胞癌，预后较差。

未成熟畸胎瘤：属恶性肿瘤，含 2~3 胚层，占卵巢畸胎瘤 1%~3%。肿瘤由分化程度不同的未成熟胚胎组织构成，主要为原始神经组织。多见于年轻病人，平均年龄 11~19 岁。肿瘤多为实性，可有囊性区域。肿瘤的恶性程度根据未成熟组织所占比例、分化程度及神经上皮含量而定。该肿瘤的复发及转移率均高，但复发后再次手术可见未成熟肿瘤组织具有向成熟转化的特点，即恶性程度的逆转现象。

2. 无性细胞瘤

为中度恶性的实性肿瘤，占卵巢恶性肿瘤的 5%。好发于青春期及生育期妇女，单侧居多，右侧多于左侧。肿瘤为圆形或椭圆形，中等大，实性，触之如橡皮样。表面光滑或呈分叶状。切面淡棕色，镜下见圆形或多角形大细胞，细胞核大，胞质丰富，瘤细胞呈片状或条索状排列，有少量纤维组织相隔，间质中常有淋巴细胞浸润。对放疗特别敏感，纯无性细胞瘤的 5 年存活率可达 90%。混合型预后差。

3. 卵黄囊瘤

来源于胚外结构卵黄囊，其组织结构与大鼠胎盘的内胚窦特殊血管周围结构相似，又名内胚窦瘤。卵黄囊瘤占卵巢恶性肿瘤 1%，但是恶性生殖细胞肿瘤的常见类型，其恶性程度高，常见于儿童及年轻妇女。多为单侧，肿瘤较大，圆形或卵圆形。切面部分囊性，组织质脆，多有出血坏死区，呈灰红或灰黄色，易破裂。镜下见疏松网状和内皮窦样结构。瘤细胞扁平、立方、柱状或多角形，产生甲胎蛋白（AFP），故病人血清 AFP 浓度很高，其浓度与肿瘤消长相关，是诊断及治疗监测时的重要标志物。肿瘤生长迅速，易早期转移，预后差，既往平均生存期仅 1 年，现经手术及联合化疗后，生存期明显延长。

4. 胚胎癌

胚胎癌是一种未分化并具有多种分化潜能的恶性生殖细胞肿瘤。极少见，发生率占卵巢恶性生殖细胞瘤的 5% 以下。胚胎癌具有向胚体方向分化的潜能，可形成不同程度分化的畸胎瘤；向胚外方向分化则形成卵黄囊结构或滋养细胞结构。形态上与睾丸的胚胎癌相似，但发生在卵巢的纯型胚胎癌远较在睾丸少见，其原因尚不明。肿瘤体积较大，有包膜，质软，常伴出血、梗死和包膜破裂。切面为实性，灰白色，略呈颗粒状；与其他生殖细胞瘤合并存在时，则依所含的成分和占的比例不同呈现出杂色多彩状，囊性变和出血坏死多见。瘤组织由较原始的多角形细胞聚集形成的实性上皮样片块和细胞巢与原始幼稚的黏液样间质构成。肿瘤细胞和细胞核的异型性突出，可见瘤巨细胞。在稍许分化的区域，瘤细胞有形成裂隙和乳头的倾向，细胞略呈立方或柱状上皮样，但不形成明确的腺管。胚胎癌具有局部侵袭性强、播散广泛及早期转移的特性；转移的途径早期经淋巴管，晚期合并血行播散。

5. 绒癌

原发性卵巢绒癌也称为卵巢非妊娠性绒癌，是由卵巢生殖细胞中的多潜能细胞向胚外结构（滋养细胞或卵黄囊等）发展而来的一种恶性程度极高的卵巢肿瘤，它可分为单纯型或混合型。混合型，即除绒癌成分外，还同时合并存在其他恶性生殖细胞肿瘤，如未成熟畸胎瘤、卵黄囊瘤、胚胎癌及无性细胞瘤等。原发卵巢绒癌多见的是混合型，单纯型极为少见。妊娠性绒癌一般不合并其他恶性生殖细胞肿瘤。典型的肿瘤体积较大、单侧、实性、质软，出血坏死明显。镜下形态如同子宫绒癌，由细胞滋养细胞和合体滋养细胞构成。因其他生殖细胞肿瘤特别是胚胎性癌常有不等量的合体细胞，诊断必须同时具备两种滋养细胞。非妊娠性绒癌预后较妊娠性绒癌差，治疗效果不好，病情发展快，短期内即死亡。

（二）诊断

卵巢恶性生殖细胞肿瘤在临床表现方面具有一些特点。如发病年龄轻，肿瘤较大，肿瘤标志物异常，很易产生腹水，病程发展快等。若能注意到这些肿瘤的特点，诊断并不难。特别是血清甲胎蛋白（AFP）和人绒毛膜促性腺激素（hCG）的检测可以起到明确诊断的作用。卵黄囊瘤可以合成 AFP，卵巢绒癌可分泌 hCG，这些都是很特异的肿瘤标志物。血清 AFP 和 hCG 的动态变化与癌瘤病情的好转和恶化是一致的，临床完全缓解的病人其血清 AFP 或 hCG 值轻度升高也预示癌瘤的残存或复发。虽然血清 AFP 和 hCG 的检测对卵巢内胚窦瘤和卵巢绒癌有明确诊断的意义，但卵巢恶性生殖细胞肿瘤的最后确诊还是依靠组织病理学的诊断。

（三）治疗

1. 良性生殖细胞肿瘤

单侧肿瘤应行卵巢肿瘤剥除或患侧附件切除术；双侧肿瘤争取行卵巢肿瘤剥

除术；围绝经期妇女可考虑行全子宫双附件切除术。

2. 恶性生殖细胞肿瘤

（1）手术治疗：由于绝大部分恶性生殖细胞肿瘤病人是希望生育的年轻女性，常为单侧卵巢发病，即使复发也很少累及对侧卵巢和子宫，更为重要的是卵巢恶性生殖细胞肿瘤对化疗十分敏感。因此，手术的基本原则是无论期别早晚，只要对侧卵巢和子宫未受肿瘤累及，均应行保留生育功能的手术，即仅切除患侧附件，同时行全面分期探查术。对于复发的卵巢生殖细胞仍主张积极手术。

（2）化疗：恶性生殖细胞肿瘤对化疗十分敏感。根据肿瘤分期、类型和肿瘤标志物的水平，术后可采用 3~6 疗程的联合化疗。

（3）放疗：为手术和化疗的辅助治疗。无性细胞瘤对放疗最敏感，但由于无性细胞瘤的病人多年轻，要求保留生育功能，目前放疗已较少应用。对复发的无性细胞瘤，放疗仍能取得较好疗效。

四、卵巢性索间质肿瘤

卵巢性索间质肿瘤来源于原始性腺中的性索及间质组织，占卵巢肿瘤的4.3%~6%。在胚胎正常发育过程中，原始性腺中的性索组织，在男性将演变成睾丸曲细精管的支持细胞，在女性将演变成卵巢的颗粒细胞；而原始性腺中的特殊间叶组织将演化为男性睾丸的间质细胞及女性卵巢的泡膜细胞。卵巢性索间质肿瘤即是由上述性索组织或特殊的间叶组织演化而形成的肿瘤，它们仍保留了原来各自的分化特性。肿瘤可由单一细胞构成，如颗粒细胞瘤、泡膜细胞瘤、支持细胞瘤、间质细胞瘤；肿瘤亦可由不同细胞组合形成，当含两种细胞成分时，可以形成颗粒-泡膜细胞瘤，支持-间质细胞瘤；而当肿瘤含有上述四种细胞成分时，此种性索间质肿瘤称为两性母细胞瘤。许多类型的性索间质肿瘤能分泌类固醇激素，临床出现内分泌失调症状，但是肿瘤的诊断依据是肿瘤特有的病理形态，临床内分泌紊乱和激素水平异常仅能做参考。

（一）病理分类和临床表现

1. 颗粒细胞-间质细胞瘤

由性索的颗粒细胞及间质的衍生成分如成纤维细胞及卵泡膜细胞组成。

（1）颗粒细胞瘤

在病理上颗粒细胞瘤分为成人型和幼年型两种。95%的颗粒细胞瘤为成人型，属低度恶性的肿瘤，可发生于任何年龄，高峰为45～55岁。肿瘤能分泌雌激素，故有女性化作用。青春期前病人可出现假性性早熟，生育年龄病人出现月经紊乱，绝经后病人则有不规则阴道流血，常合并子宫内膜增生过长，甚至发生腺癌。肿瘤多为单侧，圆形或椭圆形，呈分叶状，表面光滑，实性或部分囊性；切面组织脆而软，伴出血坏死灶。镜下见颗粒细胞环绕成小圆形囊腔，菊花样排列、中心含嗜伊红物质及核碎片。瘤细胞呈小多边形，偶呈圆形或圆柱形，胞质嗜淡伊红或中性，细胞膜界限不清，核圆，核膜清楚。预后较好，五年生存率达80%以上，但有远期复发倾向。幼年型颗粒细胞瘤罕见，仅占5%，是一种恶性程度极高的卵巢肿瘤。主要发生在青少年，98%为单侧。镜下呈卵泡样，缺乏核纵沟，胞质丰富，核分裂更活跃，极少含 Call-Exner 小体，10%～15%呈重度异型性。

（2）卵泡膜细胞瘤

为有内分泌功能的卵巢实性肿瘤，因能分泌雌激素，故有女性化作用。常与颗粒细胞瘤合并存在，但也有纯卵泡膜细胞瘤。为良性肿瘤，多为单侧，圆形、卵圆形或分叶状，表面被覆薄的有光泽的纤维包膜。切面为实性，灰白色。镜下见瘤细胞短梭形，胞质富含脂质，细胞交错排列呈漩涡状。瘤细胞团为结缔组织分隔。常合并子宫内膜增生过长，甚至子宫内膜癌。恶性卵泡膜细胞瘤较少见，可直接浸润邻近组织，并发生远处转移。其预后较一般卵巢癌为佳。

（3）纤维瘤

为较常见的良性肿瘤，占卵巢肿瘤的2%～5%，多见于中年妇女，单侧居多，中等大小，表面光滑或结节状，切面灰白色，实性、坚硬。镜下见由梭形瘤细胞组成，排列呈编织状。偶见病人伴有腹水或胸水，称梅格斯综合征，腹水经淋巴或横膈至胸腔，右侧横膈淋巴丰富，故多见右侧胸水。手术切除肿瘤后，胸水、腹水自行消失。

2. 支持细胞–间质细胞瘤

又称睾丸母细胞瘤，罕见，多发生在 40 岁以下妇女。单侧居多，通常较小，可局限在卵巢门区或皮质区，实性，表面光滑而滑润，有时呈分叶状，切面灰白色伴囊性变，囊内壁光滑，含血性浆液或黏液。镜下见不同分化程度的支持细胞及间质细胞。高分化者属良性，中低分化为恶性，具有男性化作用；少数无内分泌功能呈现女性化，雌激素可由瘤细胞直接分泌或由雄激素转化而来。10%～30% 呈恶性行为，五年生存率为 70%～90%。

（二）治疗

1. 良性的性索间质肿瘤

年轻妇女患单侧肿瘤，应行卵巢肿瘤剥除或患侧附件切除术；双侧肿瘤争取行卵巢肿瘤剥除术；围绝经期妇女可考虑行全子宫双附件切除术。卵巢纤维瘤、卵泡膜细胞瘤和硬化性间质瘤是良性的，可按上述处理。

2. 恶性的性索间质肿瘤

颗粒细胞瘤、间质细胞瘤、环管状性索间质瘤是低度或潜在恶性的。Ⅰ期的卵巢性索间质肿瘤希望生育的年轻病人，可考虑行患侧附件切除术，保留生育功能，但应进行全面细致的手术病理分期；不希望生育者应行全子宫双附件切除术和确定分期手术。晚期肿瘤应采用肿瘤细胞减灭术。与上皮性卵巢癌不同，对于复发的性索间质肿瘤仍主张积极手术。术后辅助治疗并没有公认有效的方案。以铂类为基础的多药联合化疗可作为术后辅助治疗的选择，尤其是晚期和复发病人的治疗。常用方案为 TC、PAC、PEB、PVB，一般化疗 6 个疗程。本瘤有晚期复发的特点，应长期随诊。

五、卵巢转移性肿瘤

体内任何部位原发性癌均可能转移到卵巢，乳腺、肠、胃、生殖道、泌尿道等是常见的原发肿瘤器官。库肯勃瘤，即印戒细胞癌，是一种特殊的转移性腺癌，原发部位在胃肠道，肿瘤为双侧性，中等大，多保持卵巢原状或呈肾形。一般无粘连，切面实性，胶质样。镜下见典型的印戒细胞，能产生黏液，周围是结缔组织或黏液瘤性间质。卵巢转移瘤的处理取决于原发灶的部位和治疗情况，需要多学科协作，共同诊治。治疗的原则是有效的缓解和控制症状。如原发瘤已经切除且无其他转移和复发迹象，卵巢转移瘤仅局限于盆腔，可采用原发性卵巢恶性肿瘤的手术方法，尽可能切除盆腔转移瘤，术后应按照原发瘤进行辅助治疗。大部分卵巢转移性肿瘤的治疗效果不好，预后很差。

第七章 骨肿瘤

第一节 骨肿瘤分类、外科分期及发病率

一、分类

骨肿瘤根据来源可分为原发性和继发性。原发性骨肿瘤来自骨骼及其附属组织，包括恶性和良性两类。按组织来源又可分为骨基本组织肿瘤和骨附属组织肿瘤。骨基本组织肿瘤是由骨内膜、外膜、骨和软骨组织发生的肿瘤，骨附属组织肿瘤是由血管脂肪、神经、骨髓网状组织等发生的肿瘤。继发性肿瘤为转移性肿瘤，是指从体内其他部位转移至骨的肿瘤，均为恶性。有些病变并非真性肿瘤，但其临床、X 线的病理表现与骨肿瘤相似，称为肿瘤样病损。

二、外科分期

外科分期是将病理分度（G）、外科区域性（T）和远隔转移（M）结合起来的 G-T-M 外科分级系统，以制订手术方案、指导治疗、评估骨肿瘤的疗效和预后。

G 分 G0（良性）、G1（低度恶性）、G2（高度恶性）三期。G0：组织学上细胞分化良好，肿瘤明确为囊内，无伴随病灶，无跳跃病损，无转移，X 线表现肿瘤界限清楚或穿破囊壁或向软组织延伸。G1：中等分化，核分裂少见。X 线表现骨皮质破坏，有侵袭现象。临床表现为活动病灶，向囊外生长，无跳跃转移，偶有远隔转移。G2：常见有丝分裂相，分化极差，多形性和染色质过多，X 线表现肿瘤扩散，波及软组织，破坏侵袭性明显。临床生长迅速，有跳跃性转移，常发

生局部及远隔转移。

病变内手术是指在肿瘤组织内的手术，如刮除术。边缘手术是指假包囊、反应组织等在内整块肿瘤切除术，但可能还有微小残留存在。广泛手术指包括肿瘤在内，连同假包囊、反应骨、周围邻近组织（2cm 之内）。根治手术是指包括肿瘤、假包囊、反应骨以及整块骨或肌肉等，纵向手术包括骨与肌肉的起止点，横向手术包括软组织间室内主要肌间隔或超出病变的骨膜。

三、病因与发病率

在骨肿瘤中各种肿瘤的发病率不同，其发病情况在世界上也有一定的差异。在我国，按照总的发病率排列，最常见的良性骨肿瘤是骨软骨瘤、骨巨细胞瘤、软骨瘤，恶性骨肿瘤占前三位的是转移性骨肿瘤、骨肉瘤和软骨肉瘤。

目前对骨肿瘤的成因仍不十分明确。其发病因素很复杂，一般有下面几种学说：

（一）素质学说

强调刺激因素在素质存在条件下发生肿瘤，如胚胎组织异位、残存，经某种刺激而瘤化。

（二）病毒学说

经肿瘤移植、滤液接种、电子显微镜扫描及组织培养等研究已确定某些肿瘤是由病毒所引起的。

（三）基因（遗传）学说

正常细胞基因发生变化而形成肿瘤，瘤细胞持续不断增殖，并将生物特性遗传。

（四）刺激学说

（1）化学物质：化学物质慢性刺激，如吸烟者肺癌发病率较高、甲基胆蒽可诱发动物的骨肉瘤。

（2）物理因素：如 X 线、镭、放射性核素等经体内或体外放射，均可导致肿瘤。

（五）良性肿瘤及瘤样病损的恶变

软骨瘤、骨巨细胞瘤、动脉瘤样骨囊肿等均可恶变。

近十多年来，随着分子病理学的迅速发展，许多学者在分子水平上对肿瘤的病因及发病学进行了深入的研究。癌基因分离的成功，尤其是正常细胞癌基因及抗癌基因的发现以及它们相互关系的认识，是对肿瘤发病机制研究的重大突破。现今认为，化学性、物理性及病毒性致癌因素的作用可能都是通过细胞癌基因激活和抗癌基因的失活及其产物的表达异常，均会产生过量的转化蛋白，导致细胞持续增殖和癌变。

第二节　骨　瘤

骨瘤是隆突于骨面的肿瘤，几乎全部局限于颅面骨，少见于四肢骨。本病多单发，有时与肠息肉和软组织肿瘤并存，称为遗传性肠息肉综合征。

一、病理

大体标本为硬度不等的不规则肿块，按骨与纤维比例不同可分为致密型与疏松型骨瘤两种，前者质地硬，后者稍软。镜下可见瘤组织由成熟的骨小梁构成，排列不规则，间有纤维、血管和脂肪等组织，有时可见造血成分。

二、诊断

（一）症状与体征

隆起于颅骨表面的扁圆形肿块，固定，表面皮肤正常。生长缓慢，一般无症状。

（二）影像学检查

（1）X线检查：边缘光滑的致密圆形骨性突起，没有骨质破坏和骨膜反应，基底部呈波浪状与骨板相接或表现为鼻窦内的骨性突起。

（2）CT：表现为与正常骨皮质相连的高密度肿物。

（3）MRI：表现 T_1 和 T_2 加权图像上均为低信号或无信号灶，与原发骨皮质相连续。

（三）鉴别诊断

（1）骨软骨瘤：偶发于软骨内骨化的颅面骨（如枕骨）等，向骨外生长形成骨性肿块，有时在 X 线片上难与骨瘤鉴别。

（2）骨质增生：外伤等原因使颅骨骨膜下形成血肿，血肿吸收后钙化、骨化，形成局限性骨质增生。

（3）血管瘤：颅面骨血管瘤多发于青少年，表现为生长缓慢的骨性肿块，在 X 线片上除骨质破坏外，可见垂直状骨针。

（4）骨肉瘤或软骨肉瘤：其症状明显，发展很快，生长迅速，短期内产生巨大肿块。X 线片可见广泛骨质破坏和不规则骨化钙化阴影，CT 和 MRI 对鉴别很有帮助。

（四）诊断标准

（1）好发年龄：多为青少年，男性多于女性。

（2）好发部位：几乎全部局限于颅面骨。

（3）临床表现：肿瘤隆起于骨表面，生长缓慢，多无症状，向颅内、眼眶、鼻腔内生长时可引起相应的压迫症状。

（4）X 线检查：肿瘤由正常骨质组成。

三、治疗

无症状且不再生长的骨瘤，不需治疗。有下列情况者，可行切除术：

（1）有压迫症状。

（2）有明显畸形。

（3）生长较快或成年后继续生长者。

手术切除范围应包括肿瘤周围少许正常骨质，以防止复发。

四、疗效标准及预后

骨瘤是肿瘤中最良性者，极少恶变。手术效果良好，多可治愈。

五、随诊

由于骨瘤偶可恶变，对不需治疗者应定期随访观察。

第三节　骨旁骨瘤

发生于四肢骨的骨瘤又称为骨旁骨瘤。

一、病理

骨旁骨瘤的大体标本与镜下观察都类似于骨瘤。

二、诊断

（一）临床症状与体征

肿瘤生长缓慢，病程长，症状轻微。主要症状为肿块，质坚硬，逐渐增大，疼痛及压痛不明显。浅表者易触及，深在的肿瘤需经仔细体检方能发现。

（二）影像学检查

（1）X线检查：表现在 X 线片骨旁骨瘤有明显的成骨现象，呈象牙骨样改变，无纹理结构。

（2）CT 和 MRI 表现与骨瘤基本相似。

（三）诊断标准

（1）好发年龄：本病多见于 30~40 岁的中年人，男女发病率相近。

（2）好发部位：多见于股骨远端、胫骨近端。

（3）临床特点为局部肿块，疼痛轻，近关节者可影响其活动。

（4）X线表现为骨皮质外增生，呈致密团块影像。

三、鉴别诊断

诊断时应与骨软骨瘤、骨化性肌炎相鉴别。

（1）骨软骨瘤：除产生局部肿块外，X线表现为自干骺端向外生长的骨性肿块，表面整齐光滑。镜下两者容易区别。

（2）骨化性肌炎：在X线表现上与骨旁骨瘤相似，但骨化性肌炎与外伤有关。镜下可见横纹肌中有增生幼稚的纤维组织、成骨组织及骨样组织，骨小梁间以成熟的纤维组织相间隔，富于血管。

四、治疗

本病有潜在恶性，确诊后应及时彻底切除，必要时同时植骨。切除范围应包括肿瘤起源之皮质全层、骨内肿瘤距正常骨质1~2cm处、骨内膜、骨外膜及表面的纤维组织。对已明显呈恶变者，可行瘤段截除术和植骨术，或行截肢术。

五、疗效标准及预后

骨旁骨瘤恶变倾向较骨瘤为高，长期不治或治而不彻底者均易恶变。彻底切除后手术疗效和预后是肯定的，术后复发的主要原因是切除范围不够。

六、随诊

手术后应定期观察。对于多次复发者考虑行截肢术，必要时可先行细胞穿刺学检查或活组织检查，以确定有无恶性变。

第四节　骨样骨瘤

骨样骨瘤是一种临床上少见的良性成骨性病变，至今尚无转移或恶变的报告。

一、病理

（一）标本

病变包括中心巢和周围硬化骨，中心巢呈暗红色肉芽组织状并有沙粒感。周围硬化骨厚薄不一，两者界限明显。

（二）镜下

巢内有不同成熟阶段的骨质。早期为成骨细胞增生并有少量骨样基质，呈放射状排列。细胞间血管丰富，晚期骨样组织增宽致密、钙化，间质减少。

二、诊断

（一）临床表现

主要症状为逐渐加剧的局部疼痛与压痛，并可引起放射性痛。肿瘤处无红肿，浅表肿瘤可触及局部骨质膨胀或肿块，发生于脊椎者多可引起脊柱侧弯和僵硬，偶可产生脊髓或神经根刺激压迫症状。

（二）影像学检查

（1）X线检查：在长骨干皮质上可见圆形或卵形透亮区，直径多为 1~2cm，周围有广泛的硬化骨围绕，称为"瘤巢"。巢中心可有钙化，形成典型的"鸡眼征"。肿瘤在骨松质内者，周围的致密反应轻。

（2）CT：为低密度的中央瘤巢，周围有硬化的高密度区。瘤巢内有时见钙化影。

（3）MRI：骨样骨瘤的硬化与钙化部分在 T_1、T_2 加权图像上都显示为低信号，瘤巢在 T_2 加权图像上显示增高的信号强度。

（三）诊断标准

（1）好发年龄：20 岁左右的青少年多见。

（2）好发部位：胫骨和股骨多见，占50%~60%，肱骨、手足、脊椎各骨次之。

（3）骨样骨瘤的一个重要临床特征是持久性疼痛夜间加剧，多数可用阿司匹林止痛，临床上常以此作为诊断依据。瘤体的大小是骨样骨瘤的另外一个特点，有人报道其大小为1.0~1.5cm。

三、鉴别诊断

位于骨干皮质骨中的骨样骨瘤需与局限性硬化骨髓炎或骨膜下血肿骨化相鉴别。肿瘤位于干骺端或骨松质中时，其溶骨变化与骨巨细胞瘤或软骨母细胞瘤相似。

（1）局限性骨脓肿：又名Brodie脓肿。系因毒力较弱的化脓菌感染和病员的抵抗力较高所致，病程反复，时好时坏，时轻时重。胫骨为其好发部位，红、肿、热、痛等局部炎症反应明显。X线表现为骨皮质局部性破坏，周围骨质硬化有时可见小的死骨形成。

（2）成骨细胞瘤：体积大，疼痛及周围骨硬化不如骨样骨瘤明显。镜下显示成骨细胞更多，骨小梁排列成网状。

（3）内生骨疣：代表正常组织中有片块状骨岛。

此外，发生于关节内的骨样骨瘤，常易被误诊为关节疾病，检查时应特别注意。脊柱部位的骨样骨瘤应与骨转移性肿瘤、感染、脊柱炎相鉴别。

四、治疗

诊疗方法主要是手术治疗。原则是准确定位、彻底切除。以清除瘤巢为主，同时包括周围部分硬化骨。

五、疗效标准及预后

骨样骨瘤手术多可治愈，术后很少复发，预后良好。

第五节　骨软骨瘤

骨软骨瘤也称外生骨疣，是发生于骨表面的一骨性突起，顶端有一软骨帽覆盖，实质上是生长方向的异常和长骨干骺区再塑形的错误，是最常见的良性骨肿瘤，约占良性骨肿瘤的半数，占所有原发性骨肿瘤的1/4左右。骨软骨瘤有单发性和多发性两种，两者发病率之比为7.6：1，后者有家族史，常可引起骨骼发育异常。

一、病理

骨软骨瘤为一骨皮质向外突出的肿块，基底部宽窄不一。肿瘤由纤维膜、软骨帽和瘤体三部分构成，切面显示三层典型结构：①表层为血管稀少的胶原结缔组织纤维膜。②中层为灰蓝色半透明软骨即软骨帽。③基层为肿瘤的主体含有黄骨髓的骨松质。镜下见肿瘤由二种组织构成，即由骨质构成的瘤体、透明软骨帽和纤维组织包膜。软骨帽和骨柄交界处可见活跃的软骨内化骨。

二、诊断

（一）临床表现

主要症状是缓慢生长的局部肿块，突出于皮肤表面，表面皮肤无改变、质硬。小的软骨瘤表面光滑，大的表面粗糙或呈分叶状，没有明显的压痛，如果并发病理性骨折，则可引起局部肿胀和剧痛。

（二）辅助检查

（1）X线检查：长骨干骺端向皮质外突起一菜花状肿块，基底部与皮质相连。瘤体表面可见钙化点，如果出现下列征象，则有恶性变的可能：①肿瘤短期内突然长大。②钙化影增多。③基底部骨质有破坏。④软骨帽边缘有棉絮状钙化影，边缘模糊。

（2）CT：与骨质相连的骨性突出，顶端有软骨帽覆盖，并能清楚显示肿瘤的附着部位。

（3）MRI：可清楚区分骨、软骨和骨髓的各种成分。其中软骨成分在 T_1 加权图像上为稍高信号，在 T_2 加权图像为高信号。肿瘤内钙化组织在 T_1、T_2 加权图像上均为低信号。在 T_1 加权图像上显示病变内的骨髓与患骨相连，T_2 加权图像上可以确定高信号的软骨帽的厚度。

（三）诊断标准

（1）好发年龄：骨软骨瘤好发年龄在 10~30 岁，70%~80% 的患者年龄在 20 岁以下。

（2）好发部位：肿瘤分布遍及全身，但常见于四肢长管状骨干骺端，尤以股骨下端和胫骨上端最为多见，约占 48%。

（3）一般无自觉疼痛症状，无压痛，逐渐长大的硬性包块是其临床特点。瘤体靠近血管、神经、肌腱、关节时，可引起相应的压迫症状和关节功能障碍，甲下骨疣可引起局部疼痛，趾甲被顶起、磨破后形成溃疡，经久不愈。

（四）鉴别诊断

（1）大肌腱的止点处沿肌腱的钙化、骨化（如股骨大粗隆、跟骨结节等）不是骨软骨瘤。

（2）骨旁骨瘤：骨旁骨瘤起自一侧皮质骨，同时向骨外生长，产生骨化团块状影像，表面呈不规则分叶状，与骨软骨瘤不同。

三、治疗

无症状者可不予手术，但需密切观察，有下列情况者，需做彻底切除：

（1）病人活动时该处疼痛。

（2）较大肿瘤合并压迫症状。

（3）伴有滑囊炎。

（4）肢体功能障碍。

（5）有恶变先兆。

手术范围包括骨膜、软骨帽盖、骨皮质及基底周围正常骨质，术中避免伤及邻近组织和骨骺板。

四、疗效标准及预后

手术效果良好，一般不再复发，不彻底的手术往往促进或加速恶变。

五、随诊

遗传性多发性骨软骨瘤生长缓慢骨骺融合后，肿瘤停止生长。如果肿瘤持续生长，则有恶变之可能，应及时诊治。

第六节　骨巨细胞瘤

骨巨细胞瘤是一种以单核基质细胞和多核巨细胞为主要成分的溶骨性肿瘤，也称破骨细胞瘤。本病比较常见，约占所有原发性骨肿瘤的 1/5。

一、病理

瘤体多为灰褐色破碎软组织，间有黄褐色坏死灶和出血灶。切面为实性，有纤维性或骨性分隔。镜下主要由单核基质细胞和多核巨细胞组成，核分裂常见。根据细胞分化程度可将其分成三级：

Ⅰ级：基质细胞形态规则，分布稀疏，多为梭形，核分裂少，多核巨细胞数量多，体积大，核多。

Ⅱ级：基质细胞多而致密，大小形态变异较大，核分裂多，多核巨细胞数量相对减少，体积较小，核也比较少。

Ⅲ级：基质细胞多而密集，体积大，核分裂多，大小形态不一。多核巨细胞含量更少，细胞核数亦少。

二、诊断

(一) 临床表现

患部常感酸痛或钝痛，偶有剧痛或夜间痛，肿胀多为骨质膨胀扩张的结果，触之有乒乓球样感觉。若穿破骨进入软组织，则产生明显的软组织肿块，多局限于骨端一侧。所在关节活动多不受限，压痛及皮温增高普遍存在，并有表浅静脉充盈，脊椎部位病变可有脊髓或神经根受压症状。晚期常合并病理性骨折，如果初始即为恶性，则疼痛剧烈，并有贫血和营养不良等全身症状。

(二) 辅助检查

(1) X线检查：骨端呈局限性、偏心性溶骨性破坏，无骨化和钙化。按 X 线变化可分为 5 级：

Ⅰ级：肿瘤有一个成熟骨为薄层的边界，骨皮质无明显受累或仅有变薄但无变形。

Ⅱ级：尚有边界，但无骨的高密度薄层，骨皮质仍存在，但较Ⅰ级薄，有中等度的肿瘤体扩张。

Ⅲ级：无明显边界，肿瘤已侵入软组织。

(2) CT：膨胀性分房的低密度区骨皮质变薄病灶，周围密度稍高，增强 CT 扫描病灶可强化或不强化。

(3) MRI：T_1，加权图像上显示为低强度信号至中等强度信号，T_2 加权图像上呈低到高的信号强度，有的可以有局灶性高信号区。

(三) 鉴别诊断

(1) 骨囊肿：多发生于儿童及青少年，常见于肱骨和股骨上端。疼痛轻，生长慢。X线表现为单房性或多房性，局限性骨质破坏，边界清楚，轻度膨胀，不穿破骨皮质。

(2) 动脉瘤样骨囊肿：X线表现与骨巨细胞瘤相似。但好发于青少年，多见于椎体、长管状骨的干骺端或髓腔内，局部穿刺为血性液体。

（3）成骨细胞瘤：好发于青少年，以脊椎附件最多见。X 线表现两者相似，依靠细胞学检查才能区别。

（4）骨肉瘤：患者多为儿童及青少年，局部疼痛明显，肿瘤发展迅速。X 线常见骨膜反应，为放射状日光射线现象。病理切片可以确诊。

（5）成软骨细胞瘤：也好发于长管骨的一端，但患者多在 20 岁以下。X 线检查可见棉絮状或沙粒样钙化斑点。病理检查也见有多核巨细胞，但数目少且有许多局限性钙化区域。

（6）骨纤维肉瘤：也多见于四肢长管状骨干骺端或骨端。X 线表现为溶骨性破坏，界限不清，但患者年龄较大。病程短、疼痛、肿胀较重，有时需借助病理检查才能最后确诊。

（四）诊断标准

（1）好发年龄：患者多是 20~40 岁的成年人，无明显性别差异。

（2）好发部位：原发部位几乎都发生在骨骺，随着病灶的扩大逐渐累及干骺端及侵犯长骨，以股骨下端和胫骨上端最多见。

（3）患部疼痛、肿胀、功能障碍，较大的肿瘤局部皮温增高、静脉充盈。

（4）X 线检查长管状骨的病损有特征性表现。

三、治疗

（一）刮除植骨术

对破坏尚局限的 I 级肿瘤适用。

（二）节段截除术

适于 I 、II 级肿瘤范围较大或刮除后复发者，截除的骨缺损可行植骨或人工关节替代。

（三）截肢或关节离断术

适用于 III 级骨巨细胞瘤或有明显恶变者或已广泛侵入软组织者。

（四）放疗

本病对放疗有中度敏感性，多用于术前辅助治疗或手术困难部位。

（五）化疗

用多柔比星骨水泥缓释体替代一般的植骨。

四、疗效标准及预后

绝大多数病例经及时适当的治疗，可以得到治愈，且可保留满意的关节功能。有明显恶变的病例，截肢后存活率远高于其他恶性肿瘤。肿瘤切除不彻底则复发率高。

五、随诊

骨巨细胞瘤破坏性强，常有复发、恶变或转移的倾向，有的开始即为恶性，故处理时需慎重。为明确诊断，需做活检，术后仍有一定复发率，且复发次数越多，恶性变的概率越大，故应注意随诊，拍X线片复查。一旦复发，按不同分期采取相应的治疗措施。

第七节　软骨瘤

软骨瘤是以透明样软骨组织为主要成分的良性肿瘤，发病率仅次于骨软骨瘤，好发年龄为10~40岁，男女发病相近。内生软骨瘤是指发生部位位于骨内的软骨瘤。

一、病理

肿瘤组织呈灰白色，半透明，可见钙化，患骨的骨皮质常有膨胀性改变，有时薄如蛋壳。镜下呈分叶状结构，小叶由软骨细胞或软骨基质组成，软骨细胞呈圆或卵则形，胞质丰富，内有空泡，核脚形，位于中央，染色深，细胞间有淡蓝色的均匀软骨基质，钙化区细胞里退行性变或坏死，或见增大的形状不规则的细胞。

二、诊断

（一）临床表现

患者通常无特殊症状，往往出现无痛性肿块，呈不规则球形或梭形，为骨性硬度，表面光滑，合并病理性骨折时可出现剧痛和较明显的肿胀。

（二）辅助检查

（1）X线检查：常为一个局限、边缘整齐、呈分叶状的椭圆形透明区，呈中心性生长，骨皮质变薄。肿瘤周围有薄层增生硬化现象，透明区内可见到散在的沙粒样致密点。

（2）CT：髓腔内的软组织显示为低密度区，肿瘤内有钙化或显示为肿瘤内更高密度区，典型的钙化为无定形成小环状更高密度区。

（3）MRI：小的钙化带不明显，骨性成分在 T_1、T_2 加权图像上均表现为低信号。

（三）鉴别诊断

（1）骨囊肿：多发生于青少年，以股骨、肱骨多见，症状轻，多于无意中发现或因病理性骨折而就诊。X线表现为局部性溶骨破坏，较透明。镜下可见囊壁由纤维组织、新生骨构成，偶见多核巨细胞。

（2）单发性骨纤维异常增生症：多发生于 10~30 岁，以股骨、胫骨多见，症状多不明显，亦常并发病理性骨折。X线片可见局限性溶骨破坏。

（3）高分化软骨肉瘤：主要从三方面考虑：①要参考临床，肿瘤的大小和部位。②影像学检查肿瘤有浸润病变骨。③镜下可见肿瘤细胞有明显的异形性（如双核增多，出现多核或巨核软骨细胞等）。

（四）诊断标准

（1）好发部位：以手足短管状骨多见，约半数发生在手掌指骨，其中近指关节为最好发部位。

（2）肿胀呈不规则球形或梭形，疼痛及压痛不明显。

（3）X线表现为很不清楚的髓内病变。

三、治疗

一旦确诊，应行病灶刮除和自体骨或异体骨植骨术。已恶变者应行截除术，禁忌放射治疗，因可引起恶变。

四、治疗标准及预后

手术治疗疗效较好，很少有复发及恶变者。

五、随诊

如果肿瘤生长加速，局部皮肤发亮，皮温增高，表浅血管充盈，应警惕恶变可能，恶变时X线片表现为肿瘤边缘模糊不清，骨皮质破坏及骨膜反应。

第八节　成软骨细胞瘤

成软骨细胞瘤是一种不常见的起源于骨组织的良性肿瘤。

一、病理

肿瘤为圆形、椭圆形或分叶状，界限清楚，质地略硬，切面触之有沙粒感。镜下肿瘤细胞密集且较一致，异型性不明显，细胞为多角形或立方形，核膜厚且境界清楚，肿瘤细胞间可见少量软骨样基质且常伴有钙化，形成格子钙化是本瘤的特点。

二、诊断

（一）临床表现

局部疼痛、压痛和肿胀，近关节者可引起关节积液影响其活动。少数患者有类似炎症的表现，如全身低热、白细胞计数增高、血细胞沉降率增快、局部红肿、皮温增高等。

（二）特殊检查

（1）X线检查：病变区呈溶骨性破坏，其中可见灶状钙化。肿瘤周围骨质轻度硬化，偶见轻度骨膜反应。可合并病理性骨折。

（2）CT：位于骨骺或干骺端的病灶呈低密度，钙化灶为斑点高密度阴影。

（3）MRI：T_1加权图像上主要是低信号区，T_2加权图像上为高信号，如果肿瘤内含有较多钙化灶，则在高信号区中可出现斑点状不定形的低信号。

（三）鉴别诊断

（1）骨巨细胞瘤：发病年龄更早，症状较重，以股骨远端胫骨近端多见。X线表现与成软骨细胞瘤相似，但边界不清，常产生软组织肿块。镜下主要是单核基质细胞和多核细胞。

（2）软骨肉瘤：发病年龄多在中年以后，镜下为分叶状结构，有大量软骨基质，细胞稀疏散在，周围可形成陷窝。

（3）骨结核：中心型骨结核X线表现为骨端中央局限性溶骨性破坏，初期为磨砂玻璃样变，往往有死骨形成。

（四）诊断标准

（1）年龄：发病年龄在5~25岁者占90%，男性多于女性。

（2）部位：多发生在长管状骨的骨骺部和骨骺突起部，下肢多于上肢。

（3）症状：症状轻、病程长，肿块浅者可触及骨质隆起，累及下肢者伴跛行。

（4）X线表现：与骨骺线相连的溶骨性破坏，界限清楚钙化。

三、治疗

以手术治疗为主，最常用刮除植骨术，反复发作和恶性变者应考虑做截肢术，放射治疗后可促进其恶变。

四、疗效标准及预后

多可治愈，预后良好，复发者极少，如病变广泛或手术不彻底，复发率高。

五、随诊

近年来有恶性变的病例报告，须密切随诊观察。

第九节　成骨细胞瘤

成骨细胞瘤又名骨母细胞瘤，是一种少见的肿瘤，过去曾称"巨型骨样骨瘤"或"成骨性纤维瘤"。有良性和侵袭性（恶性）两种类型，其病理形态与骨样骨瘤相似，但疼痛较轻，瘤体直径多在1cm以上，周围有广泛的骨质硬化。

一、病理

瘤体直径大于2cm，最大直径为2~13.5cm不等，周围有薄层骨壳，壳内肿瘤组织呈暗红色、硬韧、有沙粒感。镜下可见良性者成骨细胞大量增殖，细胞密集，形态规则，无异型性，罕见核分裂，有时散在多核巨细胞。恶性者表现为增生的成骨细胞略具异形性，核大小不等，核分裂象偶尔见到，但不易找到瘤巨细胞。

二、诊断

（一）临床表现

最常见的临床表现是疼痛，但不重，患部功能轻度受限，浅表者可触到骨膨大隆起，位于脊椎者可有不同程度的压迫症状。

（二）检查

（1）X线检查：为偏心性、膨胀性、溶骨性破坏，中心溶骨区大于2cm，可有钙化，周围有较薄的反应骨包绕，无骨膜反应及软组织包块。

（2）CT：表现为高、低混合密度病灶，与周围骨分界清楚。

（3）MRI：表现在 T_1 、 T_2 加权图像上均为低信号的骨质硬化或钙化区， T_2 加权图像上还可见到高信号夹杂其中。

（三）鉴别诊断

（1）骨样骨瘤：疼痛、压痛症状明显，X线表现广泛骨质硬化，中央有瘤巢，直径约1cm，镜下可见成骨细胞和骨样组织，以后者量多明显。

（2）软骨瘤：与位于手足各骨的软骨瘤有时在X线片上难以鉴别，如显示斑点状钙化为软骨瘤的特征，两者镜下易于区别。

（3）骨肉瘤：两者在临床及X线表现上容易鉴别，骨肉瘤镜下见细胞大小不一，常见不规则形细胞及核分裂象。

（四）诊断标准

（1）发病年龄：发病年龄多在30岁以下，其中20~30岁者约占70%，男性多于女性。

（2）发病部位：好发于股骨、胫骨和脊柱。据统计，发生在长管状骨者占34%，脊柱者占30%。

（3）症状：患部隐痛，部位表浅者，可触及病骨膨大，位于脊柱者可引起脊髓或神经根压迫症状。

（4）X线表现：病变直径为2~10cm，界限清楚，骨皮质膨胀变薄，无广泛骨质硬化。

三、治疗

对肿瘤做彻底切除或刮除加植骨术，位于脊椎者有时需做减压加放射治疗，对侵袭性病变应做大块切除。

四、疗效标准及预后

手术治疗多可治愈，复发者少。

五、随诊

切除范围应足够，不能过于保守。有些病例在组织学上虽无恶性表现，但常有侵袭性。有时会发生恶变或发生肺转移，应密切注意病情变化。

参考文献

[1]　唐劲天．临床肿瘤学概论[M]．北京:清华大学出版社,2011.

[2]　朱雄增,蒋国梁．临床肿瘤学概论[M]．上海:复旦大学出版社,2005.

[3]　王冠军,赫捷．肿瘤学概论[M]．北京:人民卫生出版社,2013.

[4]　曾益新．肿瘤学[M]．4 版．北京:人民卫生出版社,2014.

[5]　万德森．临床肿瘤学[M]．4 版．科学出版社,2015.

[6]　汤钊猷．现代肿瘤学[M]．3 版．上海:复旦大学出版社,2011.

[7]　魏于全．肿瘤学[M]．2 版．北京:人民卫生出版社,2015.

[8]　周际昌．实用肿瘤内科治疗[M]．北京:人民卫生出版社,2010.

[9]　孙燕,石远凯．临床肿瘤内科手册[M]．5 版．北京:人民卫生出版社,2007.

[10]　张清媛．肿瘤学概论[M]．北京:人民卫生出版社,2010.

[11]　储大同．当代肿瘤内科治疗方案评价[M]．北京:北京大学医学出版社,2010.